DAGMAR HEMM | ANDREAS A. NOLL

DIE ORGANUHR

Gesund im Einklang mit unseren natürlichen Rhythmen

QUALITÄTS G|U GARANTIE

DIE GU-QUALITÄTSGARANTIE

Wir möchten Ihnen mit den Informationen und Anregungen in diesem Buch das Leben erleichtern und Sie inspirieren, Neues auszuprobieren. Bei jedem unserer Produkte achten wir auf Aktualität und stellen höchste Ansprüche an Inhalt, Optik und Ausstattung.
Alle Informationen werden von unseren Autoren und unserer Fachredaktion sorgfältig ausgewählt und mehrfach geprüft. Deshalb bieten wir Ihnen eine 100 %ige Qualitätsgarantie.

Darauf können Sie sich verlassen:
Wir legen Wert darauf, dass unsere Gesundheits- und Lebenshilfebücher ganzheitlichen Rat geben. Wir garantieren, dass:

- alle Übungen und Anleitungen in der Praxis geprüft und
- unsere Autoren echte Experten mit langjähriger Erfahrung sind.

Wir möchten für Sie immer besser werden:
Sollten wir mit diesem Buch Ihre Erwartungen nicht erfüllen, lassen Sie es uns bitte wissen! Wir tauschen Ihr Buch jederzeit gegen ein gleichwertiges zum gleichen oder ähnlichen Thema um. Nehmen Sie einfach Kontakt zu unserem Leserservice auf. Die Kontaktdaten unseres Leserservice finden Sie am Ende dieses Buches.

GRÄFE UND UNZER VERLAG. *Der erste Ratgeberverlag – seit 1722.*

KGS

THEORIE

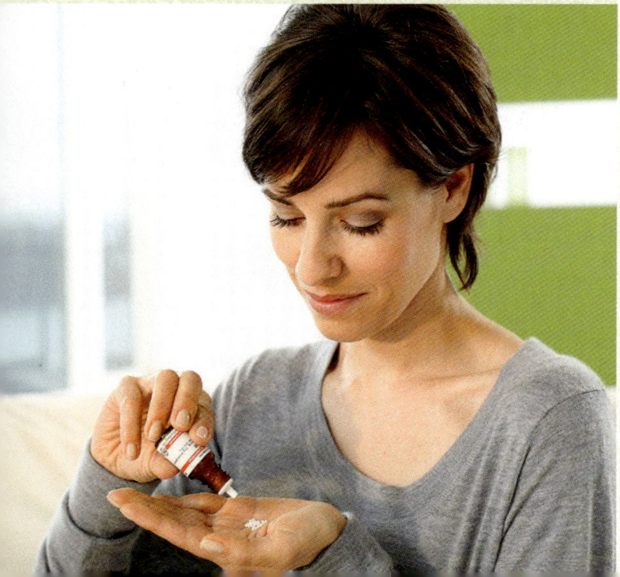

PRAXIS

DR. PHIL. DAGMAR HEMM

Sinologin und Heilpraktikerin

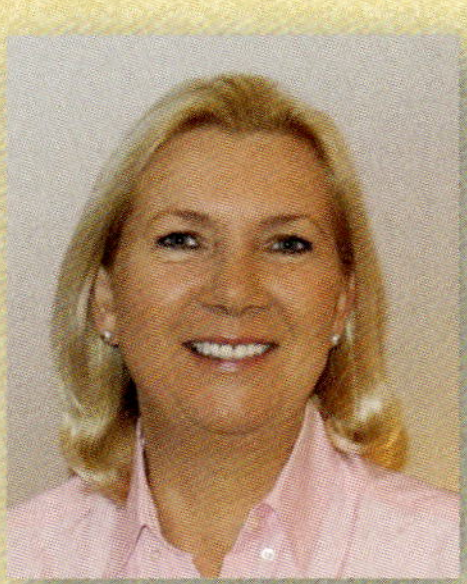

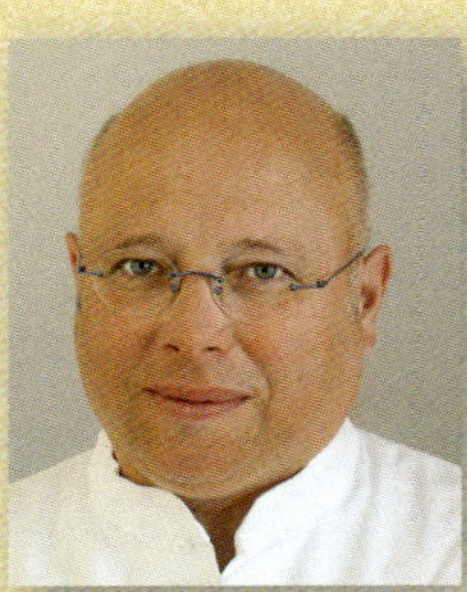

ANDREAS A. NOLL

Heilpraktiker, Gastprofessor an der TCM-Universität Chengdu in China

---

»Jeder Zustand, ja
jeder Augenblick ist von
unendlichem Wert,
denn er ist der Repräsentant
einer ganzen Ewigkeit.«

JOHANN WOLFGANG VON GOETHE

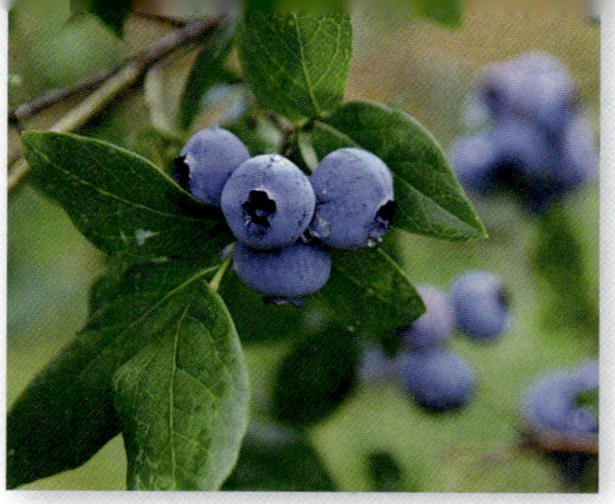

NATÜRLICHE RHYTHMEN WIEDERFINDEN

Keine Episode in der Menschheitsgeschichte war so zeitkritisch wie die heutige. Per Funk wird sekundengenau die Uhr gestellt. Milli-, Mikro- und Nanosekunden bestimmen technische Abläufe und die Sieger beim Sport – eigentlich sind diese Zeitabschnitte für unser Erleben unfassbar! Die geforderte Mobilität in unserer Gesellschaft verlangt genaue Zeitplanung von Beruf, häuslichem Leben, Urlaub. Wir versuchen, selbst in besonderen Lebenslagen wie bei einer Erkrankung oder bei einem Wechsel des Arbeitsplatzes oder Wohnorts durchgehend »funktionsfähig« zu sein. Die Natur gibt uns jedoch andere Maßstäbe vor. Das Erleben von Tag und Nacht ist eine Ur-Erfahrung des Menschen, gefolgt vom unausweichlichen Kreislauf der Jahreszeiten. In früheren Zeiten wurden Aussaat und Ernte, Ruhe und Aktivität, Heil und Unheil, kurz, die Existenz der Menschen, von den Rhythmen der Natur bestimmt. Heute fühlen sich viele eingezwängt von der Übermacht der Uhren. Das Gefühl für die natürlichen Rhythmen geht uns verloren, oder wir übergehen es.

VERTRAUEN IN DIE INNERE UHR

Nach den Lehren der Traditionellen Chinesischen Medizin spiegelt sich unsere innere Uhr im Körper und in seinen Organen wider. Dieses Buch hilft Ihnen dabei, mit der chinesischen Organuhr wieder zu einem natürlichen Lebensrhythmus im Alltag zu finden. Damit schaffen Sie sich beste Voraussetzungen für Wohlbefinden, Gesundheit, innere Ruhe, Kreativität und Glück.

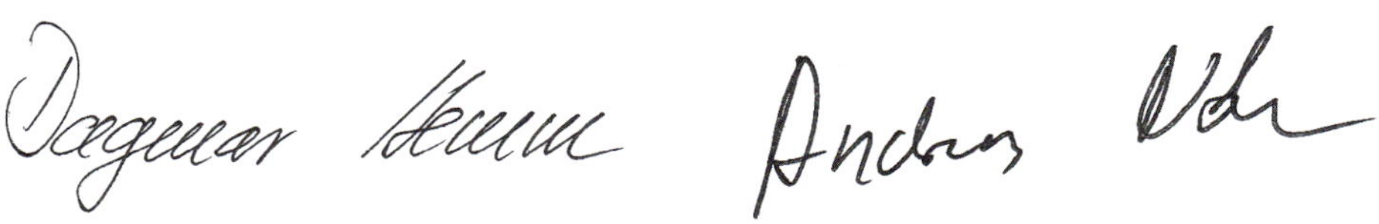

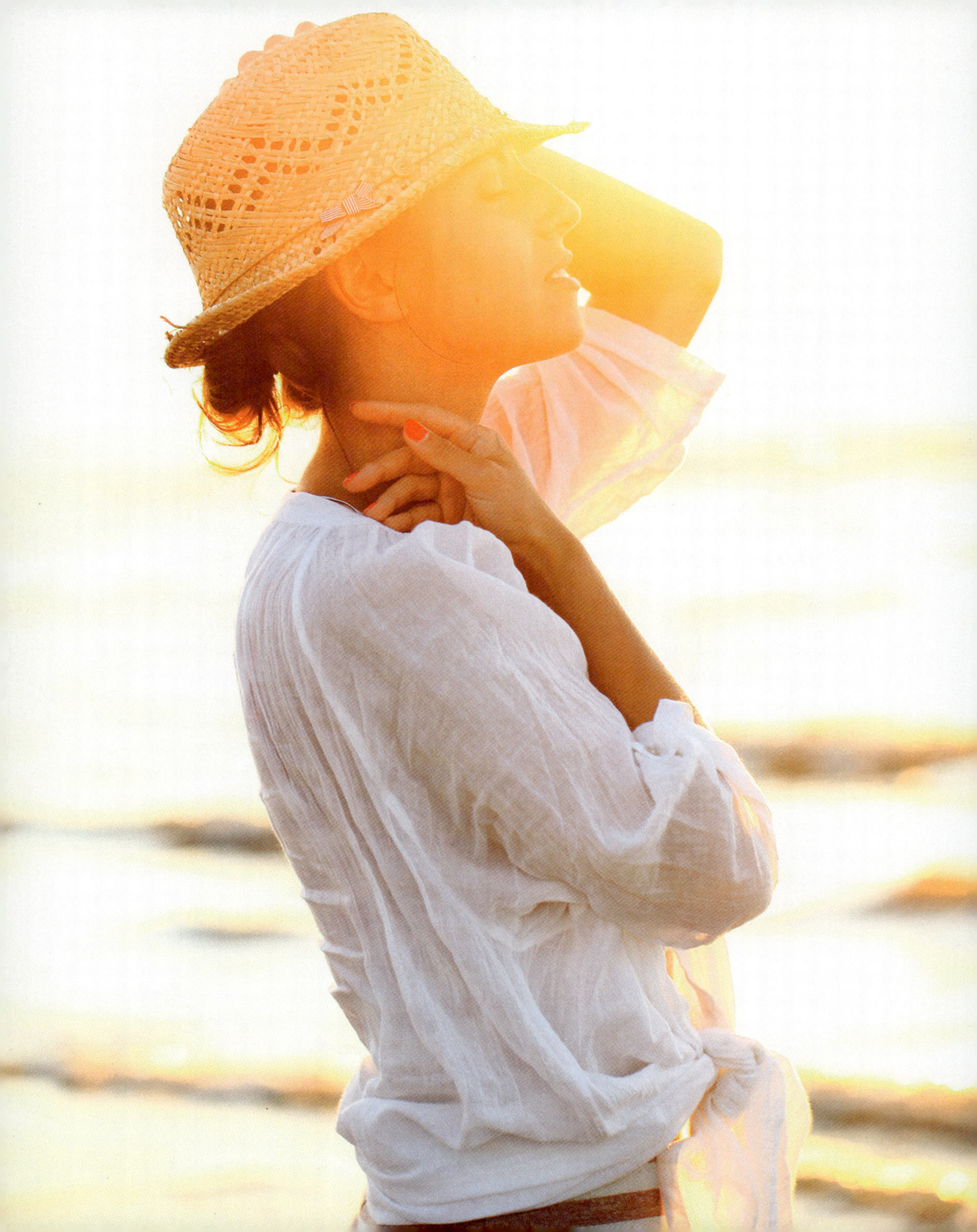

LEBEN IM RHYTHMUS DER ZEIT

DER HIMMEL BESTIMMT DIE ZEIT. DER LAUF VON SONNE, PLANETEN UND MOND LÄSST UNS JAHRE, MONATE, TAGE UND STUNDEN BERECHNEN. UNSER LEBEN SPIELT SICH IN DIESEM RHYTHMUS AB – MERKLICH UND UNMERKLICH.

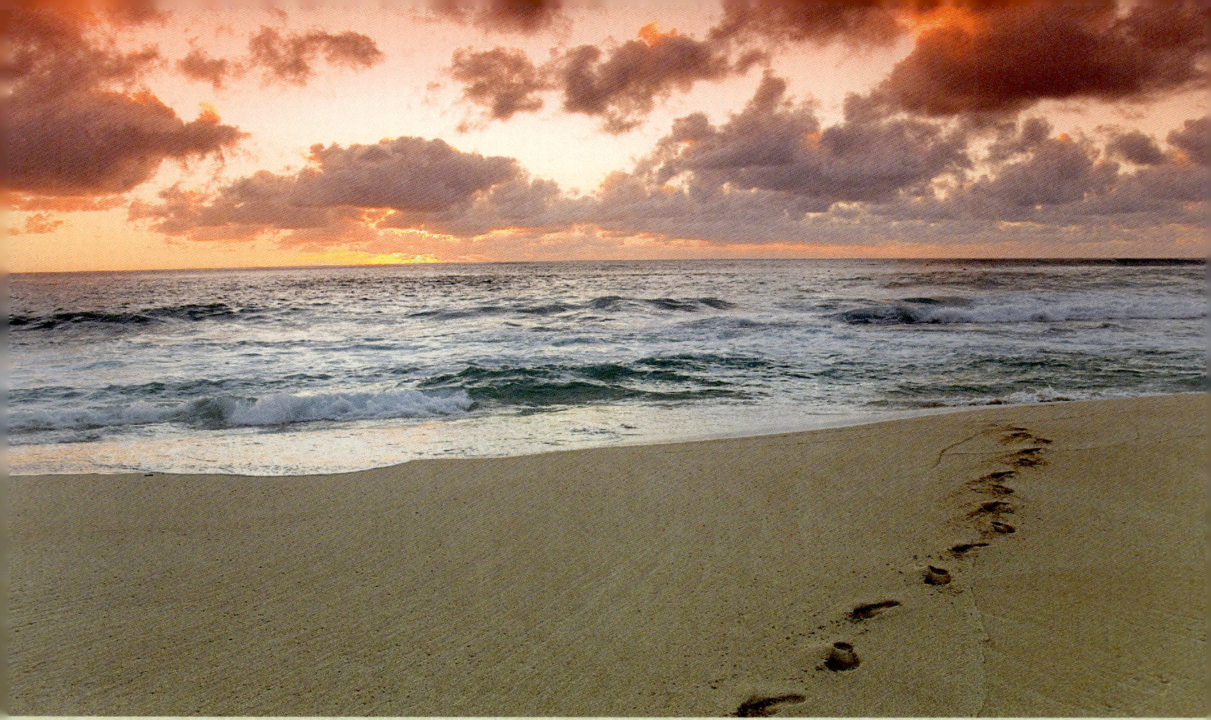

STÄNDIGER WANDEL

So wie die Wellen des Meeres anschwellen, sich am Strand brechen und das Wasser sich erneut aufbaut, so wie wir ein Leben lang einatmen und ausatmen, so ist die Wechselhaftigkeit eine Ur-Erfahrung des Menschen. Ein Höhepunkt bedeutet bereits den Beginn des Abschwungs – der am Tiefpunkt in den erneuten Aufschwung übergeht. Eine Minute vergeht, und mit ihrem Ende beginnt die nächste. Ein Samenkorn schläft im Winter in der kalten Erde, treibt im Frühjahr einen zarten Spross und wird im Sommer zu einer prächtigen Blume. Im Herbst sinkt sie vermodernd zu Boden, jedoch nicht ohne zuvor ihre Samen für das nächste Frühjahr verstreut zu haben. Wir können nichts festhalten, nur jeden einzelnen Augenblick einfangen, uns einbetten in den Lauf der Zeit. Dann können wir das Leben in vollen Zügen genießen und lange gesund bleiben!

Zyklen eines Menschenlebens

Vom Entstehen bis zum Vergehen hat jeder Moment, jede Zeit eine eigene Qualität.

Die »Stationen« des Lebens

Jugendliche und junge Erwachsene sprudeln oft über vor Energie, haben aber meist noch nicht viel Erfahrung und Selbstvertrauen. Viele Menschen in mittleren Jahren, die mit beiden Füßen auf dem Boden stehen, wünschen sich, die jetzige Übersicht und Gelassenheit schon mit zwanzig gehabt zu haben. Ältere sehnen sich nach der Energie junger Jahre mit der Erfahrung von heute!
Jede Lebensphase hat ihren eigenen Wert. Genießen Sie die Vorzüge, die Nachteile können Sie aktiv mindern. Auch wenn der Zeitgeist die Jugend verehrt und das Alter oft missachtet: Jede Generation ist ein wichtiger Teil der menschlichen Gemeinschaft. Unsere Bedürfnisse und Fähigkeiten verändern sich im Lauf des Lebens: Ein junger Organismus ist anpassungsfähig und hat große Reserven, und er kann zum Beispiel fettes Fleisch, Milchprodukte, Rohkost und Müsli besser verarbeiten als ein älterer Mensch, der eher leichte Kost mit wärmender Energie braucht. Meist unmerklich verändert sich unsere Energie im Lauf der Zeit. Auch die Rollen, die man im Leben spielt, verschieben sich von der Kindheit über die Jugend zum Erwachsenenalter, wo der größte Schritt das Sorgen für die eigenen Kinder ist. Nach einigen Jahrzehnten naht der zweite große Umbruch: Die Eltern sind alt und vielleicht gebrechlich geworden, verlangen Aufmerksamkeit und Zuwendung … und die Begleitung bis zum Tod. Ein Geben und Nehmen über die Generationen hinweg.

INFO

DIE RHYTHMEN DES LEBENS

Die Chronobiologie, die Lehre von der zeitlichen Organisation der körperlichen Vorgänge und des Verhaltens von Lebewesen, nennt als wichtigste ineinandergreifende Rhythmen:

- **Infradiane Rhythmen:** länger als 24 Stunden, wie Jahre, Jahreszeiten, Monate. In diesen Rhythmen finden Heilungs-, Wachstums- und Fortpflanzungsprozesse statt, etwa der Menstruationszyklus der Frau.
- **Zirkadiane Rhythmen:** etwa ein Tag. Sie umfassen Ebbe und Flut, Schlaf-Wach-Rhythmus, Stoffwechsel und den genetisch vorgegebenen Wechsel von 90 Minuten Aktivität und 20 Minuten Pause.
- **Ultradiane Rhythmen:** mehrmals / vielfach täglich, wie Mahlzeiten, Schlafphasen, Atem, Puls, Muskelkontraktionen, Nervenaktionen.

MEIN PERSÖNLICHER TIPP

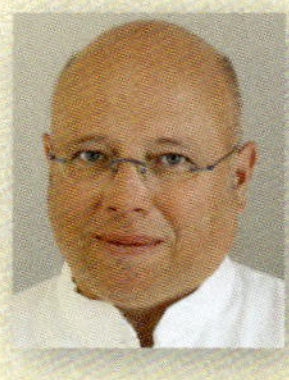

Feste, Feiern und ganz persönliche Glanzlichter teilen die Zeit ein, an diesen »Meilensteinen« orientieren wir uns. Wiederkehrende Rituale wie das Plätzchenbacken um Weihnachten oder die Geburtstagsfeier im Garten geben uns Halt. Aber auch individuelle, ganz besondere Momente strukturieren unser Jahr. Legen Sie doch für sich oder Ihre Kinder ein Fotoalbum mit den Highlights jedes Jahres an: Geburtstag, Urlaub, Frühjahrsputz, Volksfestbesuch, die erste Wanderung im Herbstlaub. So wird Ihnen später beim genüsslichen Blättern der eigene Jahres- und Lebensrhythmus mehr bewusst.

Auf und Ab von Jahr und Tag

Die Sonne erreicht ihren niedrigsten Stand zur Wintersonnenwende am 21. Dezember (die längste Nacht) und den höchsten Stand am 21. Juni (der längste Tag). Das Zu- und Abnehmen der täglichen Sonnenstunden, der Wechsel von Wärme und Kälte beeinflussen unsere Bedürfnisse und unser Befinden. Manche Menschen fühlen sich in der Sommerhitze ganz in ihrem Element, andere blühen dagegen in der kalten Jahreszeit so richtig auf. Die Jahreszeiten prägen auch unseren Bewegungs- und Aktivitätsdrang: ein Sommerabend auf der Terrasse, ein Plausch mit den Nachbarn beim Grillen, in fröhlicher Gemeinsamkeit bis spät in die Nacht. Nach herbstlichen Ausflügen, bei abendlicher Kühle und feuchtem Nebel über den Wiesen zieht es uns allmählich mehr in die heimischen vier Wände zurück. Im Winter wollen die meisten von uns am wenigsten nach draußen.

Bevor es Zentralheizung gab, waren die jahreszeitlichen Unterschiede im täglichen Leben noch viel gravierender. Die Natur sorgte dafür, dass der Organismus den Anforderungen der Jahreszeiten genügte: Im Frühling und Sommer, wenn auf Feld und Wiese und im Wald die Arbeit rief, war es nötig, hellwach zu sein. Im Winter galt das eher nicht. Unser Hormonhaushalt stellt sich noch heute auf diese Zyklen der Natur ein.

SONNE UND MOND IM TÄGLICHEN ZUSAMMENSPIEL

Der Lauf des Mondes bestimmt den Monat, der Auf- und Niedergang der Sonne die Stunden, Tage und Jahre. Die beiden Gestirne galten schon zu Urzeiten als die großen Lenker des Geschickes der Welt. Der ägyptische Gott Re wurde mit der Sonne in Verbindung gebracht, ebenso bei den Griechen Apoll und Helios, bei den Persern Mithra und auch heute noch der christliche Gott.

Die Sonne bringt Wärme, Licht und somit das Leben. Der Mond hingegen war stets ihr dunkler Gegenspieler, er wurde mit dem Ruhigen, Körperlichen und auch mit dem Weiblichen in Verbindung gebracht. Anders als das helle Tageslicht scheint die Welt im Mondenschein viele Geheimnisse zu bergen. Das auch bei uns heute sehr bekannte chinesische Orakelbuch »Yi Jing – Das Buch der Wandlungen« bezog sich mit seinen 64 Hexagrammen wahrscheinlich auf den Mondzyklus. Diesem werden auch heutzutage und nicht nur in China Einflüsse auf die Gesundheit und das Wohlbefinden des Menschen zugeschrieben, besonders auch im Zusammenhang mit dem Menstruationszyklus der Frau, mit dem Schlafrhythmus und der Anfälligkeit gegenüber Krankheiten.

RUND UM DIE UHR

Unseren Tagesrhythmus bestimmen Schlafen und Wachen, Blutdruck, Herzfrequenz und Körpertemperatur sowie Muskelkraft und Sehschärfe, die im Tageslauf schwanken. Auf der geistig-seelischen Ebene durchlaufen unsere Konzentrationsfähigkeit und Leistungsfähigkeit tägliche Zyklen. Der Taktgeber ist das Sonnenlicht.
Inzwischen wissen wir, dass die Zirbeldrüse (Epiphyse) des Gehirns das Hormon Melatonin, unser »Schlafhormon«, nachts in der Dunkelheit vermehrt ausschüttet. Wir brauchen es für einen guten Schlaf in der Nacht. Es gibt eine Nervenverbindung zwischen Sehnerv und Zirbeldrüse, sodass diese auf Veränderungen der Helligkeit reagiert. Zu spätes Zubettgehen bei künstlichem Licht verhindert die Melatonin-Ausschüttung. Melatonin ermöglicht dem Organismus die andere Seite des Daseins: Der die Sonne ablösende Mond leuchtet vergleichsweise wenig und ermöglicht uns Ruhe und Schlaf. Melatonin senkt die Aktivität, es bremst und macht müde. Viele Menschen fühlen sich daher in den lichtarmen Wintermonaten matt und depressiv. Im Sommer braucht man meist weniger Schlaf als im Winter, weil weniger Melatonin ausgeschüttet wird. Dabei bestimmt vor allem die genetische Veranlagung, ob jemand eine »Eule« oder eine »Lerche« ist. Doch braucht jeder Mensch Ruhe und Aktivität im Einklang mit seiner individuellen Veranlagung und den Rhythmen der Natur!

MEIN PERSÖNLICHER TIPP

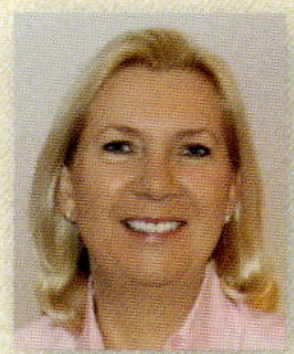

Der Stand des Mondes in den Tierkreiszeichen beeinflusst unseren Körper, sodass bestimmte Anwendungen, Eingriffe und Operationen an bestimmten Tagen mehr, an anderen weniger Erfolg versprechen ▸ **siehe Buchtipp Seite 122.**

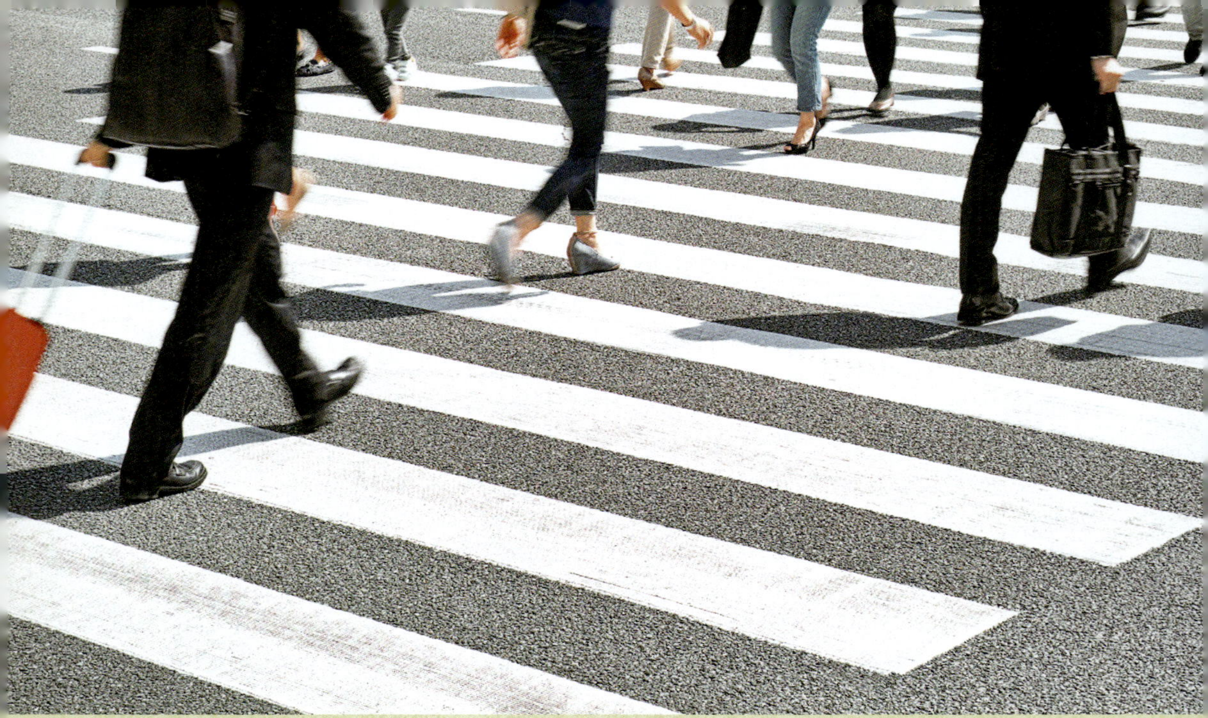

DER KAMPF GEGEN DEN EIGENEN RHYTHMUS

Wir sind es gewohnt, unabhängig zu sein, und das wird auch von uns erwartet. Doch jeder Mensch ist tagaus, tagein mit unzähligen unsichtbaren Fäden mit seiner Umwelt verbunden. Ohne diese Verbindungen, ohne Netzwerke wie Familie, Freunde und Kollegen, Verpflichtungen in Beruf und Freizeit, Hobbys und Interessen, Träume und Pläne könnten wir nicht existieren. Hinzu kommen die Einflüsse der Natur und ihrer Rhythmen.

Die soziale Uhr: ständiger »Jetlag«

Das naturgegebene Wechselspiel von Schlafen und Wachsein, von Anspannung und Entspannung, von Essen und Fasten wird heutzutage mehr und mehr in den Hintergrund gedrängt, etwa indem wir die Nacht zum Tag und den Tag zur Nacht machen. Schichtarbeit, künstliche Beleuchtung, langes Fernsehen am Abend und regelmäßige Kneipen- oder Disconächte, Fernreisen per Flugzeug und die ständige Erreichbarkeit durch Internet und Telefone: Wir passen unsere Ruhe- und Wachzeiten nicht mehr dem Rhythmus von hell und dunkel an. Wir verausgaben uns körperlich, wenn der Körper Erholung bräuchte, und verschlafen die beste Aktivitätszeit des Tages. Wir essen, wenn wir gar keinen Hunger haben oder ohne uns Zeit zum bewussten Genießen zu nehmen. All das kann die Diskrepanz zwischen innerer und äußerer Uhr so verstärken, dass wir, ähnlich wie nach einer langen Flugreise, in eine Art Dauer-Jetlag geraten.

Zahlreiche Beschwerden

Der Mensch verfügt über eine hervorragende Anpassungsfähigkeit an die Anforderungen seiner Umwelt, doch wird sie durch unsere Lebensweise oft überstrapaziert. Die Folgen sind Schlafstörungen, Verspannungen, Herz-Kreislauf-Probleme, Stoffwechselstörungen, auf der geistigen Ebene schlechte Laune, Stimmungsschwankungen, Unkonzentriertheit, Mattigkeit und Müdigkeit. Wir werden allgemein krankheitsanfälliger und weniger leistungsfähig. Dem natürlichen Wechsel von Ruhe und Aktivität (Yin und Yang, ▸ **siehe Seite 21**) kann sich der Mensch letztlich nicht entziehen. Um gesund zu bleiben, muss er immer wieder in seine persönliche Mitte, zur Harmonie mit sich und der Umwelt gelangen.

Hormone und Nerven steuern den Rhythmus

Unser Körper reagiert auf wärmendes Sonnenlicht oder Kälte, Tag oder Nacht, Stress oder Zufriedenheit im Berufsalltag und Privatleben. Hormone und Nervensystem versuchen Aktivität und Erholung so zu regulieren, dass wir leistungsfähig bleiben: ein komplexes System der Wechselwirkungen zwischen Gehirn und Nervensystem, Hirnanhangdrüse (Hypophyse), Nebennieren, Schilddrüse, inneren Organen und Geweben. Ständig werden im Gesamtsystem Defizite ausgeglichen, Überschüsse abgebaut. Hier zeigt sich deutlich, dass Körper, Geist und Seele eine Einheit bilden: Stimmungen und Gefühle bewirken hormonelle Veränderungen, diese wiederum haben Auswirkungen auf die Seele.

TIPP

»SANFTE« ZEITUMSTELLUNG

Der Stress unserer Zivilisation wirkt sich besonders bei der Zeitumstellung von Sommer- zu Winterzeit und umgekehrt aus. Passen Sie sich über mehrere Tage im Voraus an: Verlegen Sie die Zeiten für Zubettgehen, Aufstehen und Mahlzeiten allmählich vor beziehungsweise zurück.

Melatonin, Cortisol und Serotonin

Unter den Hormonen interessiert uns vor allem Melatonin. Es wird in der Zirbeldrüse im Gehirn vor allem nachts freigesetzt, während es tagsüber unter Einfluss des Lichts über die Netzhaut des Auges blockiert wird. Dieser hormonelle Zeitgeber kann indirekt auch Alterungsprozesse aufhalten oder beschleunigen. Ein hoher Melatoninspiegel durch Lichtmangel, zum Beispiel im Büro, führt tagsüber zu Müdigkeit und nachts zu Schlafstörungen. Im Alter wird weniger Melatonin produziert, das kann zu geringerem Schlafbedürfnis, Schlaf- und Gedächtnisstörungen sowie Depressionen führen.

Der Gegenspieler des Melatonins ist der Stimmungsaufheller Serotonin – ein Botenstoff, der den Informationsaustausch zwischen den Gehirnzellen ermöglicht.

INFO

BEUGEN SIE EINEM SEROTONINMANGEL VOR

Einige Früchte (Bananen, Trauben, Äpfel, Ananas, Pflaumen) enthalten Spuren von Serotonin. Der Botenstoff kann aber nicht in größeren Mengen aus den Pflanzen isoliert werden. Es bleibt vor allem die »Eigenproduktion« durch viel (Sonnen-)Licht und Regulierung der inneren Uhr!

Es wirkt antriebssteigernd und wird bei Tageslicht und in den sonnenreichen Sommermonaten gebildet. Auch sehr helle Raumbeleuchtung kann seine Produktion fördern, wie bei der Lichttherapie. Stimmungsschwankungen und Depressionen können die Folge eines Serotoninmangels sein. Durch Kohlenhydrate wie Zucker oder Gebäck lässt sich die Menge des Serotonins im Organismus kurzfristig erhöhen, deshalb naschen wir im Winter so gern Süßes. Eine bessere Möglichkeit zum Ausgleich ist körperliche Aktivität: Sie regt die Bildung von Serotonin und einigen anderen Hormonen an, welche die Stimmung positiv beeinflussen und auch depressive Symptome verschwinden lassen.

Auch das Aktivitätshormon Cortisol begegnet uns im Zusammenhang mit Störungen der inneren Uhr immer wieder. Wenn wir aus dem Rhythmus geraten sind, etwa durch chronischen Stress und Schlafmangel, verhindert Cortisol, dass wir nach Phasen der Anspannung in den Ruhemodus gelangen. Dann sind wir dauerhaft angespannt, fühlen uns tagsüber müde und abgeschlagen, können aber abends nicht einschlafen. Der Körper kann sich nie vollständig regenerieren. Die Folge sind »Zivilisationskrankheiten« wie Übergewicht, Diabetes, Bluthochdruck, erhöhte Blutfettwerte, begleitet immer häufiger vom Burnout-Syndrom. Auch schwere Krankheiten wie Krebs können durch chronischen Schlafmangel begünstigt werden.

DER RHYTHMUS DER LEISTUNGSFÄHIGKEIT

Die Hormone bestimmen im Tagesverlauf, wie leistungsfähig wir sind und wie gut wir uns konzentrieren können.

Die Hormone Cortisol und Testosteron (bei Frauen hat es eine geringere Bedeutung als bei Männern) sind unsere Aktivitätshormone. Melatonin hingegen lässt uns tief und fest schlafen und reguliert unseren Schlaf-Wach-Rhythmus. Weitere Hormone, die Stimmung und Leistungsfähigkeit beeinflussen, zum Beispiel Adrenalin, Dopamin oder Endorphine, werden dagegen situationsbedingt ausgeschüttet und spielen daher im Tagesrhythmus eine geringere Rolle.

Was Sie je nach tageszeitlicher Hormonlage am besten tun und lassen, lesen Sie ab Seite 48 und in der Umschlagklappe.

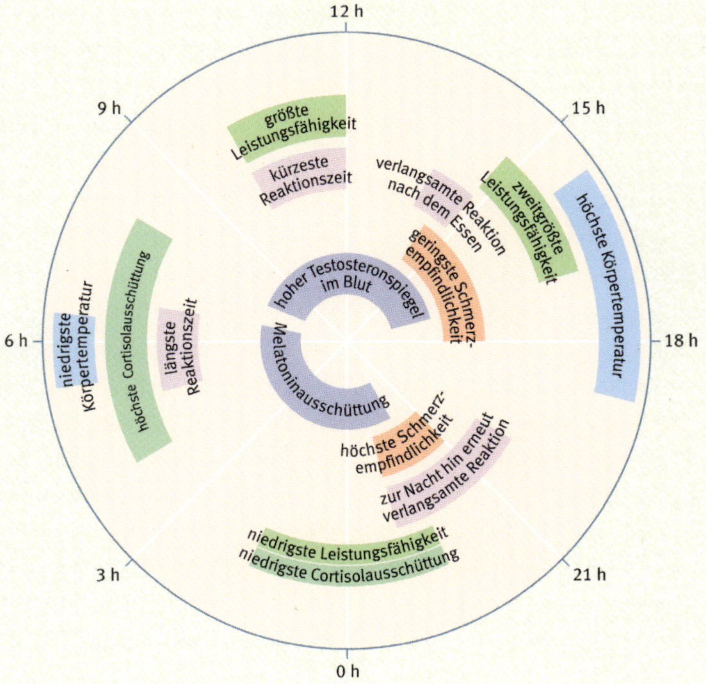

INFO

HELLWACHES NERVENSYSTEM

Außer einem aus dem Ruder gelaufenen Schlaf-Wach-Rhythmus können zahlreiche Gewohnheiten unserer Zivilisation den »Aktivitätsnerv« übermäßig stimulieren. Dazu gehören der Genuss von zu viel Alkohol und Koffein sowie schweres oder spätabendliches Essen. Auch Fernsehen oder Computerarbeit bis in die Nacht reizen das Nervensystem und verhindern so einen guten Schlaf.

Sympathikus und Parasympathikus

Dies sind zwei bedeutende Akteure im vegetativen Nervensystem, also demjenigen Teil unseres Nervensystems, der von der Natur festgelegte Abläufe im Körper regelt und nicht willentlich beeinflussbar ist. Sympathikus und Parasympathikus regulieren dabei das Verhältnis von Ruhe und Aktivität.
Der Parasympathikus regelt die meisten inneren Organe, den Stoffwechsel und den Blutkreislauf. Man bezeichnet ihn auch als Ruhenerv, da er dem Organismus die nötigen Regenerations- und Aufbaupausen und den Schlaf beschert. Sein Gegenspieler, der Sympathikus, bewirkt dagegen eine Leistungssteigerung und wird vor allem bei Angriffs- oder Fluchtsituationen aktiv. Der Sympathikus sorgt auch dafür, dass im Körper die Stresshormone Adrenalin und Noradrenalin ausgeschüttet werden, welche seine aktivitätssteigernde Wirkung verstärken. Durch ihre gegensätzliche Wirkung ermöglichen die beiden Gegenspieler normalerweise eine feine Steuerung der Organe.
Heutzutage sind jedoch viele Menschen im Dauerstress und damit im dauernd erhöhten »Sympathikotonus«: Ihr Sympathikus gewinnt die Oberhand, während der Parasympathikus in der Regel zu kurz kommt.
Wir können die beiden Gegenspieler nicht direkt beeinflussen, haben es aber in der Hand, das Gleichgewicht zwischen ihnen wiederherzustellen: indem wir versuchen, unserem natürlichen Rhythmus zu folgen.

Unsere Nahrung: oft nicht »zeitgemäß«

Im Tageslauf essen wir oft in Hektik oder nebenbei, außerdem zu ungünstigen Zeiten oder das Falsche für die Tageszeit. Mehr dazu lesen Sie bei den einzelnen Organen ab Seite 48. Aber nicht nur unseren natürlichen Tagesrhythmus stellen wir oft auf den Kopf, sondern auch den längeren Rhythmus der Jahreszeiten – dafür müssen wir nicht wochenlange Fernreisen antreten, es »reicht« oft schon unsere Nahrungsauswahl.
Die Jahreszeit bestimmte in früheren Zeiten, was es zu essen gab: Sprossengemüse im

Frühling, zarte Blätter, Wurzeln und Beeren im Frühsommer, saftiges Fruchtgemüse und Obst im Hochsommer und frühen Herbst. Für den Winter blieb, was sich lagern ließ oder winterhart war, wie Getreide, Äpfel, Kohl und Rüben. Heute hat sich das dramatisch verändert: Erdbeeren gibt es auch im Dezember, Äpfel im März, Tomaten das ganze Jahr über. Der Anbau in südlichen Breiten und in den riesigen, mit Plastik überzogenen Landschaften in Südeuropa sowie ein ausgeklügeltes Transportsystem machen es möglich. Zudem haben Fastfood und Fertiggerichte, Konserven und Snacks bei uns Hochkonjunktur.

Wenn wir nicht mehr auf frische, regionale und saisonale Waren achten, verzichten wir jedoch auf die wunderbaren Aromen und Düfte reif geernteter Naturprodukte sowie auf einen guten Gehalt an Vitaminen und den so wichtigen sekundären Pflanzenstoffen. Wir nehmen stattdessen eine hohe Belastung mit Düngemitteln und Schädlingsbekämpfungsmitteln in Kauf, ebenso eine negative Ökobilanz durch die langen Transportwege, die aufwendige Erzeugung und die fehlende Unterstützung für die heimischen Erzeuger. Wir bringen uns damit um den herrlichen Genuss, im Frühsommer die erste, tiefrote Erdbeere zu essen und im Spätsommer bis Spätherbst in einen frisch gepflückten, aromatischen Apfel zu beißen. Wir hören nicht mehr darauf, was unser Körper eigentlich gerade verlangt und was die Natur uns gerade zu bieten hat, stattdessen orientieren wir uns eher an dem, was die Werbung und regelrechte Gesundheitsmoden uns diktieren.

MEIN PERSÖNLICHER TIPP

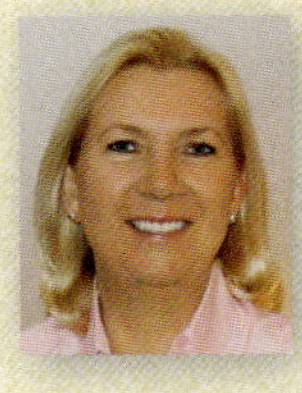

Jede Jahreszeit hat einige Lebensmittel zu bieten, die gerade in diesen Monaten besonders gut tun. Verzichten Sie nicht auf die bunte »Hausapotheke der Natur«!

- **Im Frühjahr:** Sprossen, Spargel, grünes Gemüse wie zarter Blattspinat, Brunnenkresse und Bärlauch.
- **Im Sommer:** Gemüse, Salate und Früchte wie Tomate, Zucchini, Löwenzahn, Erdbeeren, Pflaumen und Melone.
- **Im Herbst:** Nüsse, Apfel (am besten säuerliche Sorten), Birne, Pflaumen, Kürbis, Pilze, Getreide, außerdem Milchprodukte und Honig.
- **Im Winter:** Kartoffeln, Pilze, Kohl, Nüsse, Wurzelgemüse, Lauch, wärmende Gewürze wie Zimt, außerdem Eiweiß und Fett in Form von Fleisch und Fisch.

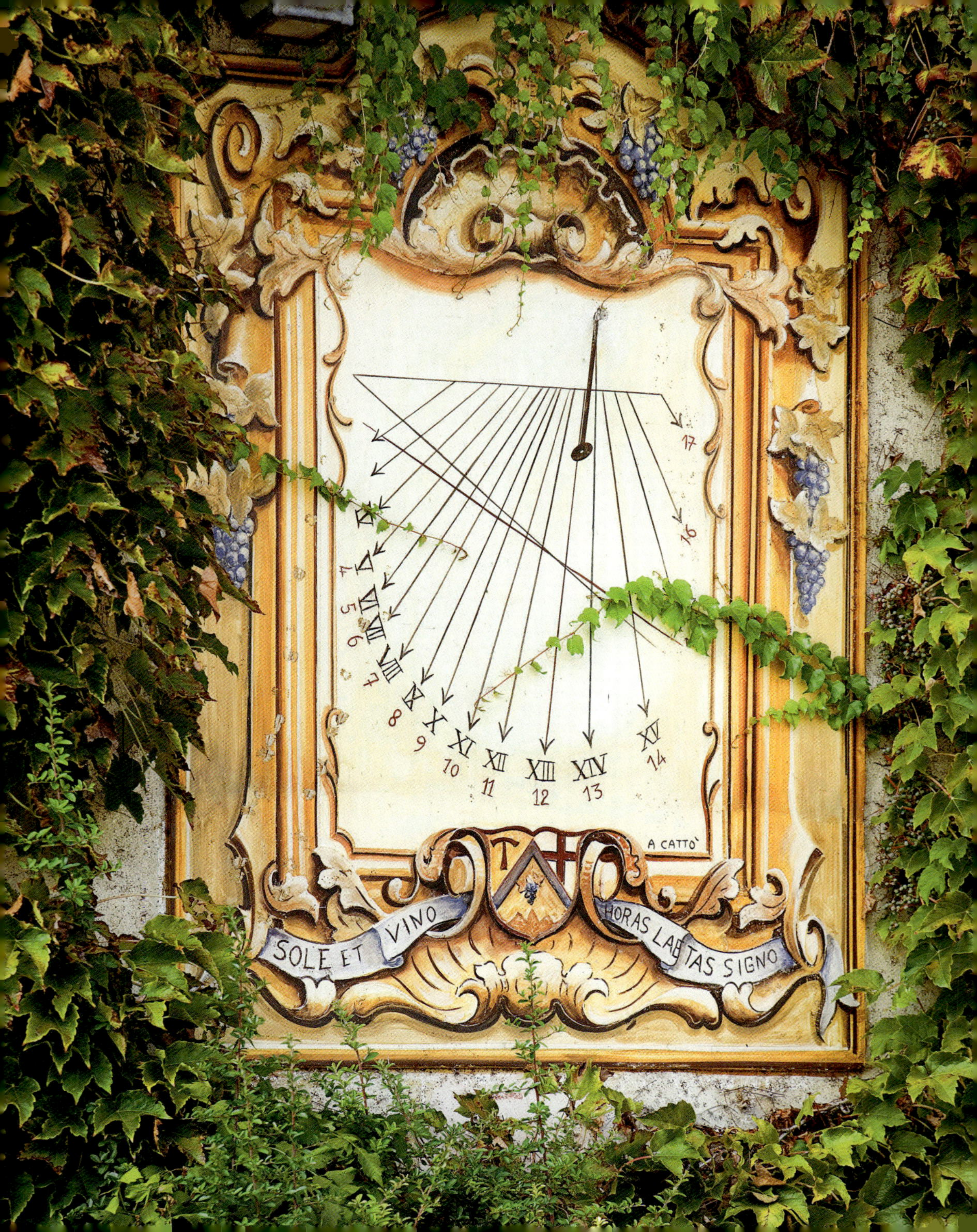
A CATTÒ
SOLE ET VINO
HORAS LAETAS SIGNO

DIE ZEIT IN DER ORGANUHR

IN DER TRADITIONELLEN CHINESISCHEN MEDIZIN HAT MAN SEIT JEHER EINEN ENGEN BEZUG ZU DEN RHYTHMEN DES LEBENS. GLÜCK UND GESUNDHEIT BEDEUTEN DORT, DIESEN NATÜRLICHEN RHYTHMEN ZU FOLGEN.

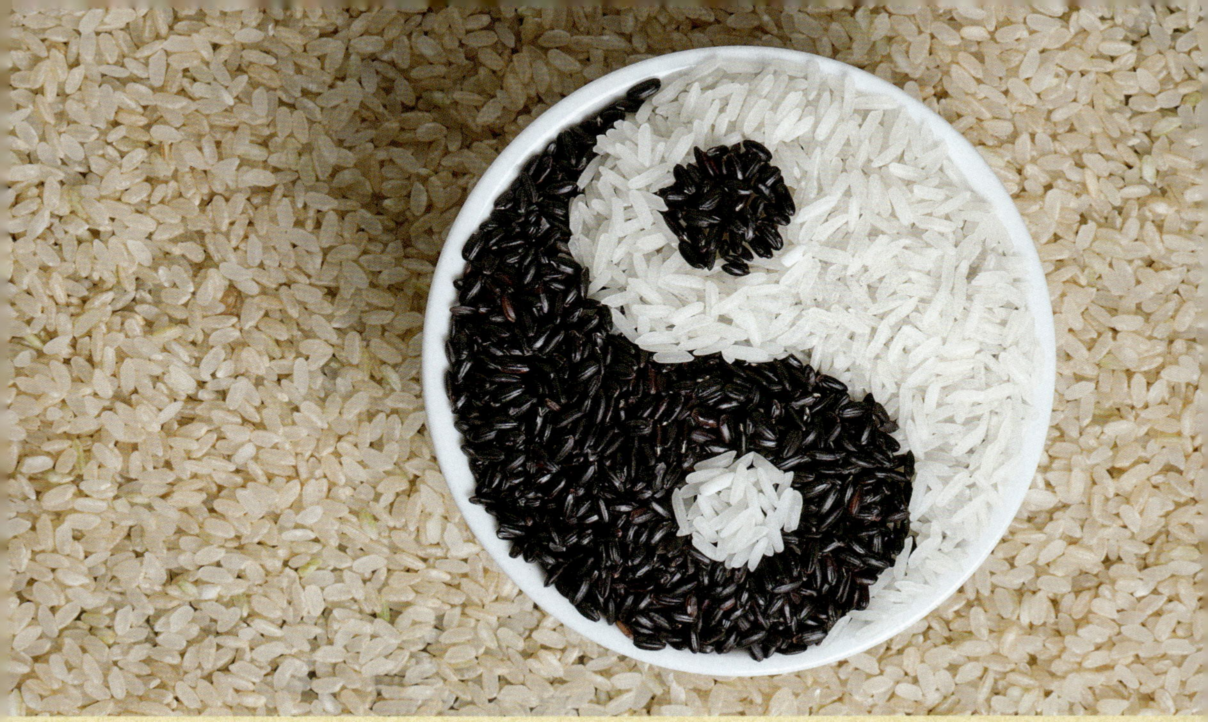

DER NATÜRLICHE RHYTHMUS

Der Himmel bestimmt mit dem Lauf der Gestirne, vor allem von Sonne und Mond, Lauf und Ordnung der Zeit – eine göttliche Dimension des Daseins. Entsprechend war im alten China die Erstellung des Kalenders die hoheitliche Aufgabe des Kaisers. Er hatte Sorge zu tragen, dass Himmel, Erde und die Menschen in Harmonie zueinander standen. Nur bei einem harmonischen Lauf der Welt waren die Gesellschaft und auch der einzelne Mensch gesund. Vor über zweitausend Jahren stellten die chinesischen Ärzte und Naturforscher fest, dass auch die Energien des Menschen innerhalb von 24 Stunden einem Rhythmus unterliegen – Gesundheit bedeutete, im Einklang mit diesem zu leben. In der chinesischen Heilkunde bauen die Ärzte seit jeher ihr diagnostisches und therapeutisches System auf der genauesten Beobachtung des Menschen auf.

Yin und Yang: einander ergänzende Pole

Das Prinzip der Organuhr beruht auf diesen beiden Grundbegriffen der chinesischen Philosophie und Medizin: Licht und Schatten, Tag und Nacht, Freude und Trauer, Schlafen und Wachen, Einatmen und Ausatmen – alles hat zwei Seiten, alle Ereignisse und Sachverhalte sind das Ergebnis zweier gegensätzlicher Kräfte. Ohne die eine Kraft wäre die andere nicht vorstellbar. Für diese schlichte Wahrheit steht das Yin-und-Yang-Symbol, dessen Ursprung weit in die Vorzeiten der chinesischen Kultur reicht.
Das Symbol bildet keinen statischen Sachverhalt ab. Es bedeutet vielmehr: Wenn das Dunkle weicht, kommt das Helle, wenn das Schwache weicht, kommt das Starke.
Schwarz repräsentiert in diesem Symbol Yin: das Weibliche, Dunkle, die Ruhe und das Vergehen. Weiß steht für Yang: das Männliche, Helle, die Aktivität und das Werden. Die beiden Seiten sind untrennbar verbunden. Jede enthält bereits den Keim der jeweils anderen – das symbolisieren die beiden kleinen Punkte im Bild.

Yin und Yang in der chinesischen Medizin

In der Traditionellen Chinesischen Medizin berücksichtigt man noch heute, dass die Natur im ständigen Wandel ist und zyklischen Rhythmen folgt, beruhend auf dem Prinzip von Yin und Yang, die den universellen Prozess einer sich dauernd verändernden Wirklichkeit repräsentieren.
Der Himmel ist Yang, die Erde ist Yin. Diese Polarität bestimmt unser Dasein: Wir müssen geerdet sein, mit den Beinen fest auf dem Boden stehen, um leben und uns bewegen zu können. Wir brauchen Yin, die Ruhe, Regeneration und somit die Beständigkeit der Erde, um Yang, unser Denken und unsere Kreativität, voll nutzen zu können.
Im menschlichen Körper haben sämtliche Strukturen und alle Funktionen sowohl einen Yin-Anteil als auch einen Yang-Anteil. Yang bedeutet dabei stets Aktivität, Bewegung und Wärme, Yin hingegen bedeutet Ruhe, Festigkeit und Kühlung.

INFO

WENDEPUNKTE

Winter- und Sommersonnenwende waren in der chinesischen Mythologie die Zeiten des absoluten Yin und des absoluten Yang. Einem alten Ritualbuch zufolge begegneten sich zu den Übergangszeiten am 21. März und am 21. September (Tagundnachtgleiche) die Frauen (Yin) und Männer (Yang) einer Dorfgemeinschaft zum Tanz und suchten sich bei dieser Gelegenheit ihre Ehepartner aus.

Beim gesunden Menschen halten die beiden Kräfte einander im Gleichgewicht. Wird aber einer der beiden Aspekte überbeansprucht, gerät das System mit der Zeit durcheinander. Die Traditionelle Chinesische Medizin definiert also Gesundheit als Ausgeglichenheit zwischen Yin und Yang. Diese ist aber nicht als ein statisches Gleichgewicht zu verstehen: Unser Wohlbefinden ist innerhalb der natürlichen Rhythmen durchaus Schwankungen ausgesetzt, die aber normalerweise im Organismus ständig ausgeglichen werden. Kritisch wird es, wenn wir das Ungleichgewicht permanent verstärken. Dies tun zum Beispiel sehr viele von uns, indem sie über Jahre hinweg das Ruhebedürfnis (Yin) von Körper und Geist zugunsten der Aktivität (Yang) missachten.

TIPP

JAHRESZEITLICHE SCHWANKUNGEN

Menschen mit zu wenig Yang fühlen sich im Sommer besser als im Winter, diejenigen mit einem Mangel an Yin blühen in der kalten Jahreszeit auf und leiden bei Hitze. Diese Empfindlichkeiten können Sie über die Ernährung etwas ausgleichen: im Winter kräftig gewürzte Suppen und Eintöpfe, im Sommer frische Salate und bittere Getränke wie alkoholfreies Bier.

Die Energiegewinnung des Menschen

Die chinesische Medizin versteht das Energiesystem des Menschen als ein Netzwerk zwischen innen und außen. Von den beiden Polaritäten Himmel und Erde bekommt der Mensch seine Lebenskraft, welche die alten chinesischen Ärzte Qi nannten. Diese Lebensenergie wird gespeist aus allem, was wir aus der Umwelt aufnehmen: Jeglicher »Input« kann als materielle oder geistig-seelische Nahrung verarbeitet oder auch als überflüssig wieder ausgeschieden werden. Das System zur Energiegewinnung des Menschen ist ausgesprochen effektiv, selbst denaturierte Nahrung wie Fastfood oder sogar völlig körperfremde, künstlich hergestellte Substanzen kann es meist erstaunlich problemlos verwerten. Das Qi sorgt dafür, dass der Mensch leben, wachsen und sich fortpflanzen kann.

Körper und Seele als Einheit

Die Traditionelle Chinesische Medizin hat die Energiegewinnung bestimmten Organen zugeordnet ▸ **siehe ab Seite 24**. Anders als in der westlichen Medizin werden hier gleichermaßen Nahrungsmittel und geistige Kost verarbeitet. So kann uns beispielsweise eine schlechte Nachricht ebenso den Appetit verderben wie ein verdorbener Nudelsalat! Umgekehrt führen bei Erkrankungen Freude und schöne Erlebnisse oftmals zu einer

Besserung der Beschwerden. Diese Zusammenhänge finden auch bei westlichen Medizinern allmählich immer mehr Beachtung. In der Traditionellen Chinesischen Medizin sind sie seit jeher ein selbstverständlicher Bestandteil der Heilkunde und der Empfehlungen zu einem gesunden Lebensstil.

Wenn das Qi nicht mehr fließt

Solange unsere Lebensenergie, das Qi, ungehindert durch unseren gesamten Körper fließen kann, fühlen wir uns gesund, lebensfroh und leistungsfähig. Wenn der Energiefluss dagegen gestört ist, merken wir das an Blockaden in Körper, Geist und Seele.

INFO

ZANG- UND FU-ORGANE

Nach der chinesischen Auffassung gibt es zwei unterschiedliche Organqualitäten: Die Zang-Organe Lunge, Leber, Herz, Milz, Perikard und Niere sind Energiezentralen, die das Qi bereitstellen und lenken. Diese Organe sind dem Yin zugeordnet ▸ **siehe ab Seite 34**. Die Fu-Organe Gallenblase, Blase, Magen, Dickdarm, Dünndarm und Dreifacherwärmer transportieren Qi und Flüssigkeiten von den Zang-Organen weg oder zu ihnen hin. Sie sind dem Yang zugeordnet.

Perikard und Dreifacherwärmer sind keine Organe im westlichen Sinne. Sie haben ganz besondere Aufgaben: Das Perikard, auch Herzbeutel genannt, schirmt uns zum Beispiel bei emotionalen Angriffen und seelischen Verletzungen ab. Der Dreifacherwärmer (Sanjiao) ist für die Flüssigkeits- und Wärmeverteilung im Körper zuständig.

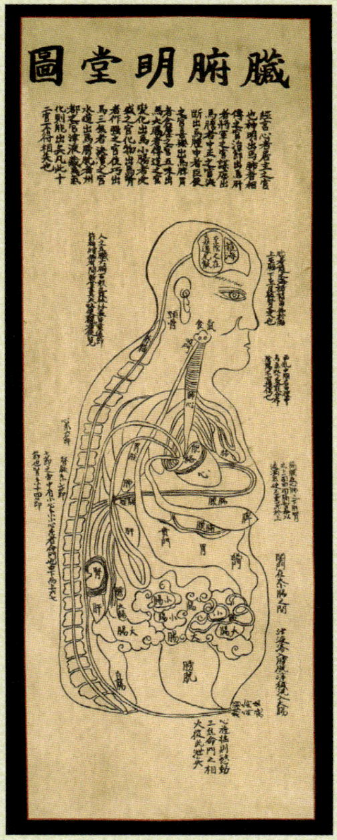

氣

DAS QI AUF SEINEM WEG DURCH DIE ORGANE

Chinesische Heiler und Forscher kamen schon früh zu der Erkenntnis, dass sich das Befinden des Menschen in einem Rhythmus von jeweils zwei Stunden verändert, synchron mit den zwölf Doppelstunden der chinesischen Zeitmessung. Die Forschungsergebnisse der modernen Chronomedizin, die sich mit den Einflüssen innerer und äußerer Taktgeber auf unser Wohlbefinden beschäftigt, bestätigen dies.

Nach dem Verständnis der Chinesen zirkuliert die alles durchdringende Lebenskraft Qi (dargestellt im Schriftzeichen auf unserem Bild) in einem 24-Stunden-Rhythmus durch die Leitbahnen unserer Lebensenergie, die Meridiane ▸ **siehe Seite 34 und 35.** Diese sind jeweils einem der Organe zugeordnet und stellen die Kanäle dar, über die Energie zu den Organen hin und von ihnen weg transportiert wird.

Der Energiekreislauf des Qi

Über die Meridiane versorgt der Strom des Qi den gesamten Organismus mit der Lebensenergie, die in den kleinen Kraftwerken des Körpers, den zwölf Organen der chinesischen Organuhr, hergestellt wurde (siehe Kasten rechts). Diese Organbereiche stehen zwar auch jeweils für das tatsächliche Organ selbst, jeder von ihnen stellt aber gleichzeitig ein bestimmtes Prinzip dar. Sie sind Repräsentanten, sowohl von körperlichen als auch von seelischen Eigenschaften.

Jedes Organ der chinesischen Organuhr ist einem dieser Meridiane zugeordnet. Innerhalb von jeweils zwei Stunden werden eine Leitbahn und das zugehörige Organ mit einem Maximum an Qi versorgt: So hat zum Beispiel zu Beginn des Tages der Magen das meiste Qi und kann so ein üppiges Frühstück verarbeiten. Jeweils zwölf Stunden später ist für das jeweilige Organ ein Minimum an Energie erreicht. Der Abend ist also keine gute Zeit für üppiges Essen.

Der Energiekreislauf des Qi unterliegt einem 24-stündigen Rhythmus. Je nachdem, zu welcher Tageszeit ein Problem regelmäßig auftritt beziehungsweise wann es sich verstärkt, werden die Beschwerden in der Traditionellen Chinesischen Medizin einem entsprechenden Organ zugeordnet.

Auf den Meridianen, auch Energieleitbahnen genannt, fließt die Lebensenergie Qi durch den ganzen Organismus. Auf diesen Leitbahnen liegen Hunderte von Akupunkturpunkten. Über diese Qi-Höhlen – so der chinesische Begriff – kann man kräftigend, beruhigend oder glättend auf das gesamte Energiesystem einwirken.

INFO

DIE ORGANUHR

Für die Zirkulation der Lebensenergie Qi durch die Organe hat sich bei uns seit Langem die Darstellung als Organuhr eingebürgert. Es handelt sich dabei aber nicht um das uns geläufige Zifferblatt der Uhr, sondern vielmehr um ein Zeitdiagramm, in dem jedes Feld zwei Stunden darstellt (siehe Umschlag). Ganz oben steht die Eins für ein Uhr. Wir starten aber mit der Lungenzeit, da sich der Organismus dann für den neuen Tag bereit macht.

- 3 bis 5 Uhr: Lunge ▸ **siehe S. 48**
- 5 bis 7 Uhr: Dickdarm ▸ **siehe S. 56**
- 7 bis 9 Uhr: Magen ▸ **siehe S. 62**
- 9 bis 11 Uhr: Milz ▸ **siehe S. 68**
- 11 bis 13 Uhr: Herz ▸ **siehe S. 74**
- 13 bis 15 Uhr: Dünndarm ▸ **siehe S. 80**
- 15 bis 17 Uhr: Harnblase ▸ **siehe S. 86**
- 17 bis 19 Uhr: Niere ▸ **siehe S. 92**
- 19 bis 21 Uhr: Perikard ▸ **siehe S. 98**
- 21 bis 23 Uhr: Sanjiao ▸ **siehe S. 104**
- 23 bis 1 Uhr: Gallenblase ▸ **siehe S. 110**
- 1 bis 3 Uhr: Leber ▸ **siehe S. 116**

CHECKLISTE: DYSBALANCEN ERKENNEN

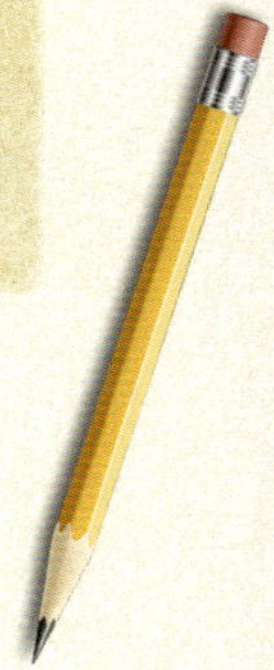

Bitte beantworten Sie folgende Fragen ganz spontan. Sie können auch mehrere Möglichkeiten ankreuzen. Fragen, denen Sie keine eindeutige Antwort zuordnen können, lassen Sie einfach aus.

Wenn Sie Ihren Tag völlig frei einteilen könnten, wann würden Sie dann aufstehen?

Vor 7.00	7.00 – 9.00	9.00 – 11.00	Nach 11.00
B	C	D	E

Wenn Sie Ihren Abend völlig frei gestalten könnten, wann würden Sie dann zu Bett gehen?

Vor 19.00	19.00 – 21.00	21.00 – 23.00	Nach 23.00
H	I	K	L

Wann treiben Sie am liebsten Sport?

13.00 – 15.00	15.00 – 17.00	17.00 – 19.00	19.00 – 21.00	21.00 – 23.00
F	G	H	I	K

Ist Ihr Geist statt zur naturgegebenen Zeit (9.00 – 11.00 Uhr) zu einer dieser Zeiten am aktivsten?

5.00 – 7.00	11.00 – 13.00	13.00 – 15.00	15.00 – 17.00	17.00 – 19.00	19.00 – 21.00	21.00 – 23.00
B	E	F	G	H	I	K

Zu welcher Tageszeit fühlen Sie sich insgesamt am wenigsten gut?

3.00 – 5.00	5.00 – 7.00	7.00 – 9.00	9.00 – 11.00	11.00 – 13.00	13.00 – 15.00	15.00 – 17.00	17.00 – 19.00	19.00 – 21.00	21.00 – 23.00	23.00 – 1.00	1.00 – 3.00
A	B	C	D	E	F	G	H	I	K	L	M

Zu welcher Tageszeit treten körperliche Beschwerden gegebenenfalls gehäuft auf?

3.00 – 5.00	5.00 – 7.00	7.00 – 9.00	9.00 – 11.00	11.00 – 13.00	13.00 – 15.00	15.00 – 17.00	17.00 – 19.00	19.00 – 21.00	21.00 – 23.00	23.00 – 1.00	1.00 – 3.00
A	B	C	D	E	F	G	H	I	K	L	M

Zu welchen Zeiten wachen Sie nachts gegebenenfalls regelmäßig auf?

23.00	24.00	1.00	2.00	3.00	4.00	5.00
L	L	M	M	A	A	B

Bei welchem Wetter fühlen Sie sich nicht gut oder sogar richtig schlecht?

kalt	heiß	feucht	trocken	windig
H	E	D	A	M

Zu welcher Jahreszeit ist Ihre Stimmung am häufigsten schlecht?

Frühling	Hochsommer	Spätsommer	Herbst	Winter
M	E	D	A	H

Zu welcher Jahreszeit ist Ihre soziale Aktivität am geringsten?

Frühling	Hochsommer	Spätsommer	Herbst	Winter
M	E	D	A	H

Zu welcher Jahreszeit haben Sie am wenigsten Energie?

Frühling	Hochsommer	Spätsommer	Herbst	Winter
M	E	D	A	H

Kreuzen Sie an, was zutrifft:

- Fällt es Ihnen morgens schwer aufzustehen? **A**
- Fehlt Ihnen morgens der Appetit? **C**
- Lehnen Sie scharfes Essen ab? **A**
- Lehnen Sie süßes Essen ab? **D**
- Lehnen Sie bitteres Essen ab (wie Chicorée oder Endivien)? **E**
- Lehnen Sie salziges Essen ab? **H**
- Lehnen Sie saures Essen ab? **M**
- Leiden Sie unter schweren, geschwollenen Beinen, besonders im Sommer oder nach langem Sitzen? **D**
- Haben Sie oft ein Völlegefühl im Oberbauch, also über dem Bauchnabel? **C** und **M**
- Besteht die Neigung zu Durchfall oder sehr breiigen Stühlen? **B** und **D**
- Neigen Sie zu Verstopfung? **B**
- Haben Sie Schwierigkeiten mit der Verdauung von Rohkost? **D**
- Ist Ihr Bindegewebe schwach? **D**
- Haben Sie oft ohne Grund ein benebeltes Gefühl im Kopf? **C** und **D**
- Leiden Sie unter Konzentrationsstörungen? **D** und **E**
- Werden Sie häufiger von Pilzinfektionen geplagt? **A** und **B** und **D**
- Neigen Sie zu Gewebezysten? **D**
- Haben Sie oft kalte Extremitäten? **D** und **E** und **H**
- Gehen Ihnen zu viele Gedanken im Kopf herum? **D** und **M**
- Machen Sie sich zu viele Sorgen um andere Menschen? **D**
- Bekommen Sie Luftnot, wenn Sie mehr als drei Etagen Treppen hochlaufen? **A**
- Sind Sie infektanfällig? **A** und **B**

• Haben Sie schlecht heilende Wunden, trockene Haut oder Ekzeme?	A und B
• Sind Husten, Asthma oder Heuschnupfen ein Problem?	A
• Leiden Sie unter verstopfter Nase oder oft vereiterten Nasennebenhöhlen?	A und B
• Ist Festhalten / Loslassen in der Beziehung ein problematisches Thema für Sie?	A und B
• Plagen Sie öfter traurige Gedanken?	A
• Leiden Sie unter prämenstruellem Syndrom / Menstruationsbeschwerden?	M
• Haben Sie Wechseljahresbeschwerden?	H
• Haben Sie ein Wärmegefühl am Oberkörper, vor allem ein heißes Gesicht oder heiße Augen?	E und M
• Leiden Sie an Blähungen, Völlegefühl, Übelkeit, besonders nach dem Essen fetthaltiger Lebensmittel?	C und L
• Haben Sie Schwierigkeiten bei der Fettverdauung?	L
• Sind schwache Sehnen, Bänder oder Muskeln ein Problem?	M
• Haben Sie öfter Kopfschmerzen im Bereich der Schläfen oder des Scheitels?	L
• Leiden Sie unter Appetitlosigkeit bei Stress?	C und M
• Plagen Sie Nackenverspannungen?	L und M
• Werden Ihre Beschwerden am Wochenende oder in Langeweilephasen stärker?	M
• Haben Sie (unmotivierte) Wutausbrüche, verspüren Sie oft Gereiztheit oder Wut?	L und M
• Fühlen Sie sich öfter wütend, aggressiv oder ungeduldig?	M
• Können Sie sich schlecht entscheiden und zögern oft?	L
• Ist Pünktlichkeit ein Problem für Sie?	L
• Sind Sie öfter bedrückt?	E
• Begleitet Sie ein latentes Frustrationsgefühl?	M
• Haben Sie Einschlafstörungen?	M
• Haben Sie ein hohes Schlafbedürfnis?	A und E
• Haben Sie Kontaktprobleme?	E
• Fühlen Sie sich oft müde und lustlos?	E und H
• Haben Sie Sprachstörungen?	E
• Leiden Sie unter ausgeprägtem Achselschweiß?	E
• Leiden Sie unter kalten Händen?	E
• Ist Ihnen moralisches Handeln wichtig?	F
• Haben Sie Aphthen / Lippenherpes?	E und F
• Bekommen Sie bei emotionaler Überlastung Blasenentzündung?	F
• Haben Sie Koliken im Nabelbereich?	F
• Fühlen Sie sich oft schutzlos?	I
• Wünschen Sie sich öfter ein dickes Fell?	I
• Leiden Sie unter Übelkeit bei Stress?	M und I
• Kennen Sie Flugangst?	H und I

• Leiden Sie unter Lampenfieber?	I
• Haben Sie Schwellungen an Gesicht oder Händen?	K
• Kennen Sie Hitzewallungen?	H und K
• Leiden Sie unter ausgeprägt einseitigen Symptomen?	K
• Haben Sie Rückenschmerzen, gerade im unteren und Lendenwirbelsäulenbereich?	H
• Ist Ihre Libido nur gering ausgeprägt?	H
• Spüren Sie öfter eine Art innere Kälte?	H
• Müssen Sie häufig Wasser lassen?	H und G
• Sind Sie oft ängstlich?	H
• Fehlt Ihnen das Vertrauen in sich und Ihren Körper?	H
• Ist Ihr Langzeitgedächtnis schlecht?	G
• Leiden Sie unter Haarausfall?	H und M
• Haben Sie Hörprobleme?	H
• Leiden Sie unter Schwindel?	H und M
• Sind Sie eifersüchtig?	G
• Haben Sie einen starken Harndrang?	G
• Haben Sie eher schlechte Zähne?	C und H
• Haben Sie häufiger Blasenentzündung?	G
• Leiden Sie unter mangelndem Selbstbewusstsein?	H
• Haben Sie oft Sodbrennen?	C
• Haben Sie ständig Durst?	C und H
• Leiden Sie unter Mundgeruch?	C
• Träumen Sie exzessiv?	M
• Haben Sie im Hals ein Kloßgefühl?	M
• Haben Sie brüchige Nägel und Haare?	M
• Sind Ihre Augen schlecht?	M
• Leiden Sie unter Muskelzucken und Muskelkrämpfen?	L und M
• Sind Sie geizig?	B
• Sind Sie schüchtern?	E und I

Auswertung

Je öfter Sie einen Buchstaben angekreuzt haben, desto höher ist die Wahrscheinlichkeit, dass im entsprechenden Organ eine energetische Disharmonie besteht. Aber auch wenn ein Buchstabe nur einmal vorkommt, sollten Sie dem Organ Aufmerksamkeit schenken.

Nicht immer können Sie die äußeren Bedingungen ändern, aber Sie können jederzeit Ihren Organismus stärken, sodass er nicht mehr so heftig auf äußere Turbulenzen reagiert. Im vierten Kapitel dieses Buches (ab Seite 47) zeigen wir Ihnen viele Möglichkeiten dafür.

A Lunge (ab Seite 48)
B Dickdarm (ab Seite 56)
C Magen (ab Seite 62)
D Milz / Pankreas (ab Seite 68)
E Herz (ab Seite 74)
F Dünndarm (ab Seite 80)
G Blase (ab Seite 86)
H Niere (ab Seite 92)
I Perikard (ab Seite 98)
K Dreifacherwärmer (ab Seite 104)
L Gallenblase (ab Seite 110)
M Leber (ab Seite 116)

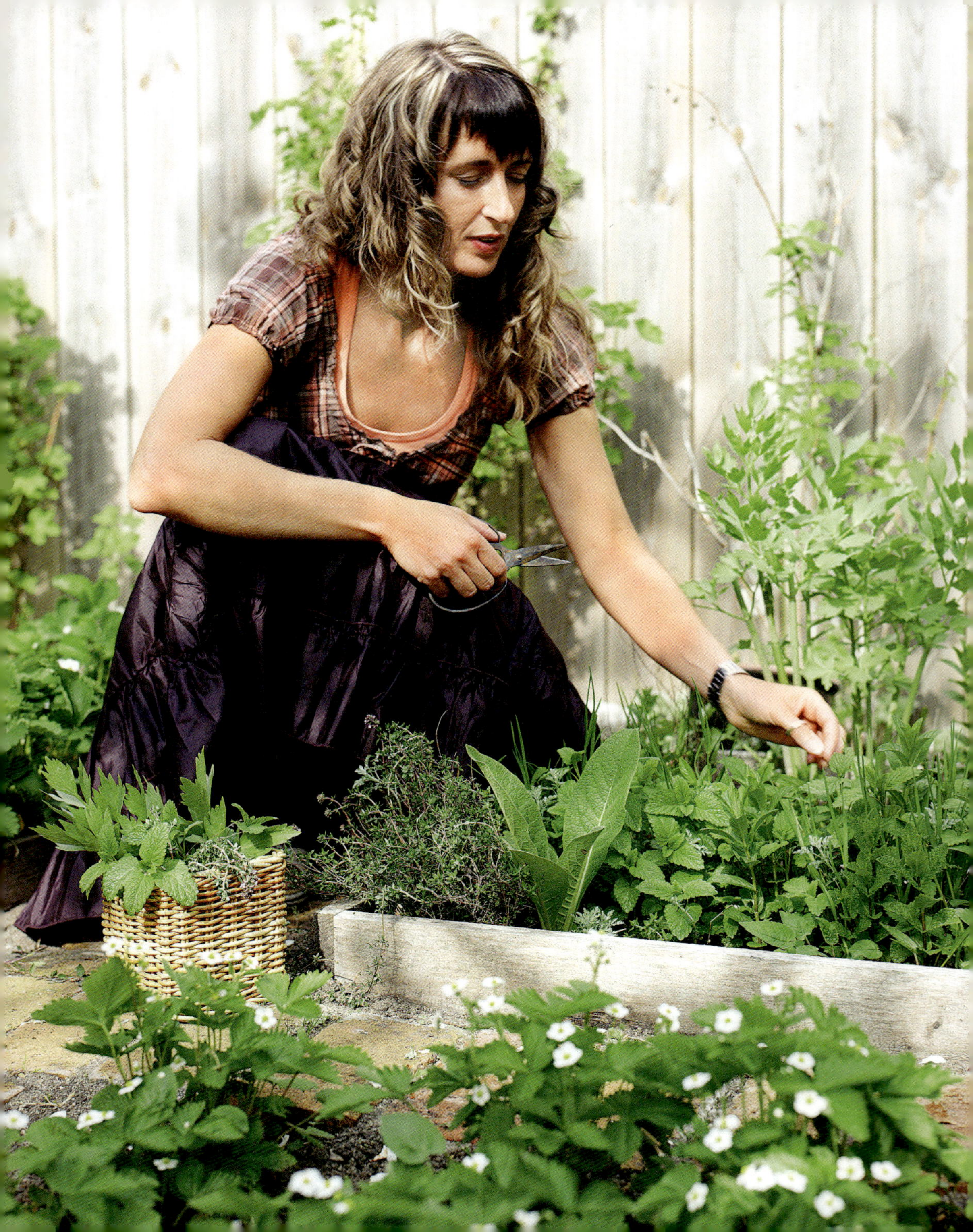

NATÜRLICHE HEILMITTEL NUTZEN

DEN EINKLANG MIT DEN NATÜRLICHEN RHYTHMEN WIEDERHERSTELLEN: IN DIESEM KAPITEL EIGNEN SIE SICH DAS »HANDWERKSZEUG« AN, UM MITHILFE DER ORGANUHR ZU MEHR WOHLBEFINDEN UND GESUNDHEIT ZU GELANGEN.

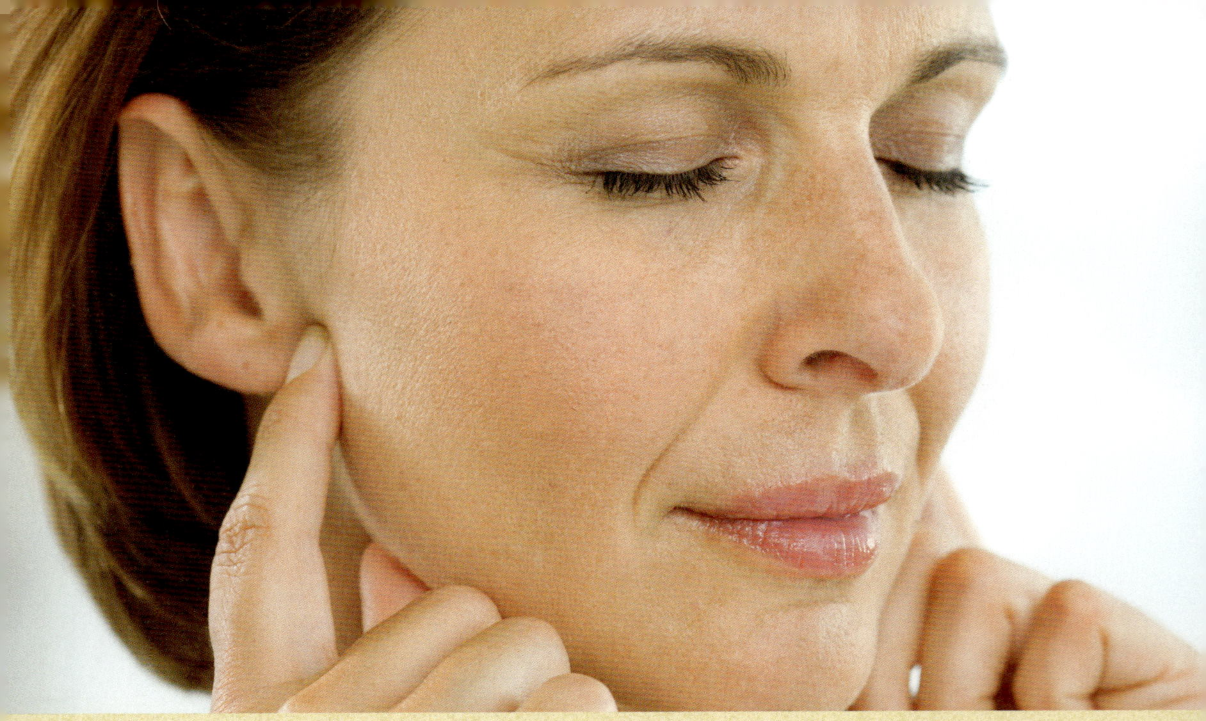

AKUPRESSUR: DAS QI ANREGEN

Wenn unsere Lebensenergie, das Qi ▸ **siehe ab Seite 24** in den Kraftwerken unseres Körpers produziert ist und uns nun zur Verfügung steht, ist es auch notwendig, dass jeder Millimeter unseres Organismus kontinuierlich und rund um die Uhr mit dieser Energie versorgt wird. Ist ein Bereich mangelhaft mit Qi durchströmt, kann dort eine manchmal schmerzhafte Blockade bis hin zu einer Krankheit entstehen.

Das Verteilungsnetzwerk unseres Organismus für die Lebensenergie Qi ist das überaus fein verzweigte Leitbahnsystem, das auch Meridiansystem genannt wird: Durch große und kleine Straßen oder Kanäle fließt das Qi überall im menschlichen Körper. Dabei versorgt es auf den kleinsten Pfaden unter anderem die Hautregionen und auf den großen »Energieautobahnen« beispielsweise unsere Sinnesorgane.

Auf seinem Weg durch den Körper hat das Qi außerdem immer wieder Kontakt mit seinen Produktionsstätten, den inneren Organen, die in der Traditionellen Chinesischen Medizin »Zangfu« genannt werden ▸ siehe auch Seite 23.

Auf den zwölf Hauptleitbahnen, den Meridianen, liegen bestimmte Punkte, über die das Qi von außen auf seinem Weg gelenkt werden kann. Das gibt uns die Möglichkeit, unsere inneren Organe bei Störungen gezielt zu beeinflussen.

Die Energiezirkulation günstig beeinflussen

Der Energiefluss überall im Körper muss tagaus, tagein garantiert sein. Innerhalb von 24 Stunden werden die einzelnen Teile des Verteilungsnetzwerkes unterschiedlich von Qi durchströmt (▸ siehe auch Seite 24).

Das Leitbahn- oder Meridiansystem verknüpft dabei innen und außen, oben und unten im Menschen. Gleichzeitig stellt es die Verbindung mit den Einflüssen aus unserer Umwelt dar – besonders intensiv mit denjenigen, welche direkt an der Grenzfläche stattfinden: an unserer Haut, auf der sich 365 wichtige Schalt- und Knotenpunkte befinden. Dadurch ist es dem Fachmann möglich, mit den feinen Akupunkturnadeln oder per Moxibustion (die gezielte, schmerzlose Erwärmung dieser Akupunkturpunkte mit sogenannten Moxa-Zigarren aus Beifußblättern) den Energiehaushalt eines Menschen wieder in Harmonie zu bringen.

Zur Selbstbehandlung eignet sich dagegen die noch ältere, ebenfalls sehr wirkungsvolle Akupressur, bei der die entsprechenden Punkte auf den Meridianen einfach mit dem Finger behandelt werden. In ganz Asien sind zudem noch verschiedenste andere Methoden entwickelt worden, etwa in Japan das Shiatsu, in China die Massagetechnik Guasha oder in Korea die Handakupunktur.

INFO

»VERNETZTES« MEDIZINISCHES DENKEN

Das System der Meridiane, der Energieleitbahnen unseres Körpers, und der jeweils zugehörigen Organe wurde im alten China rund 200 Jahre vor unserer Zeitrechnung entdeckt. Damals gab es eine spiegelbildliche Entwicklung im Außen: Das ganze Land wurde erstmalig geeint, und die Städte wurden durch ein umfassendes Netz aus Straßen und Kanälen verbunden. Im medizinischen Denken kam man gleichzeitig zu der Überzeugung, dass es auch im menschlichen Körper Verbindungen geben muss, die den Menschen mit Energie versorgen und am Leben erhalten.

DAS MERIDIANSYSTEM

Vor allem zwölf Hauptleitbahnen (Meridiane) und ein feines Netzwerk kleinerer Leitbahnen versorgen den Körper von Kopf bis Fuß und rund um die Uhr mit Qi, unserer Lebensenergie.

In der schematischen Darstellung rechts sehen Sie den Verlauf der Hauptleitbahnen. Zusätzlich zu diesen gibt es acht sogenannte Wundermeridiane (nicht abgebildet) – dies sind Reservoire der Lebensenergie, die in den Hauptleitbahnen strömt: Sie sammeln Energie, wenn diese überreichlich strömt, um sie bei Bedarf abrufen zu können. Auf den »Wundermeridianen« liegen Spezialpunkte für die Akupunktur. Außerdem versorgt ein filigranes Netzwerk von Muskelleitbahnen und feinen »Luo«-Gefäßen (vergleichbar mit den Blutkapillaren) jeden Millimeter des Körpers.

Die Meridiane sind jeweils dem Yin-Prinzip oder dem Yang-Prinzip zugeordnet ▸ **siehe Seite 21**. Jeweils sechs Yin-Meridiane und sechs Yang-Meridiane befinden sich spiegelbildlich auf der linken und der rechten Körperhälfte. Jeweils ein Yin- und ein Yang-Meridian korrespondieren als Partnermeridiane miteinander ▸ **siehe Seite 36**.

In der Körpermitte, also auf unserer Symmetrieachse, gibt es außerdem zwei übergeordnete Energiegefäße: das Lenkergefäß, das die sechs Yang-Meridiane kontrolliert, und das Konzeptionsgefäß, das für die sechs Yin-Meridiane zuständig ist.

QI FÜR KÖRPER, GEIST UND SEELE

Die Hauptleitbahnen sind zwar nach Organen benannt, sie versorgen aber keineswegs nur das entsprechende Organ und die Körperregion selbst. Beispielsweise ist der Herzmeridian auch für unsere Emotionen zuständig, der Blasenmeridian und der Nierenmeridian auch für psychische Belastungen (Ängste, Panik) sowie deren Folgen. Dies spiegelt sich in unserem Sprachgebrauch wider, wenn wir zum Beispiel sagen »Der macht sich ja in die Hose vor Angst« oder »Das geht mir an die Nieren!«. Blockaden und Krankheiten entstehen dann, wenn über längere Zeit eines der beiden Prinzipien, Yin oder Yang, überwiegt und die Lebensenergie deshalb nicht mehr frei fließen kann. Mit Akupressur und den weiteren Hilfsmitteln, die wir Ihnen in diesem Kapitel vorstellen, können Sie Ihre Lebensenergie wieder zum Fließen bringen.

DIE YIN-MERIDIANE · DIE YANG-MERIDIANE

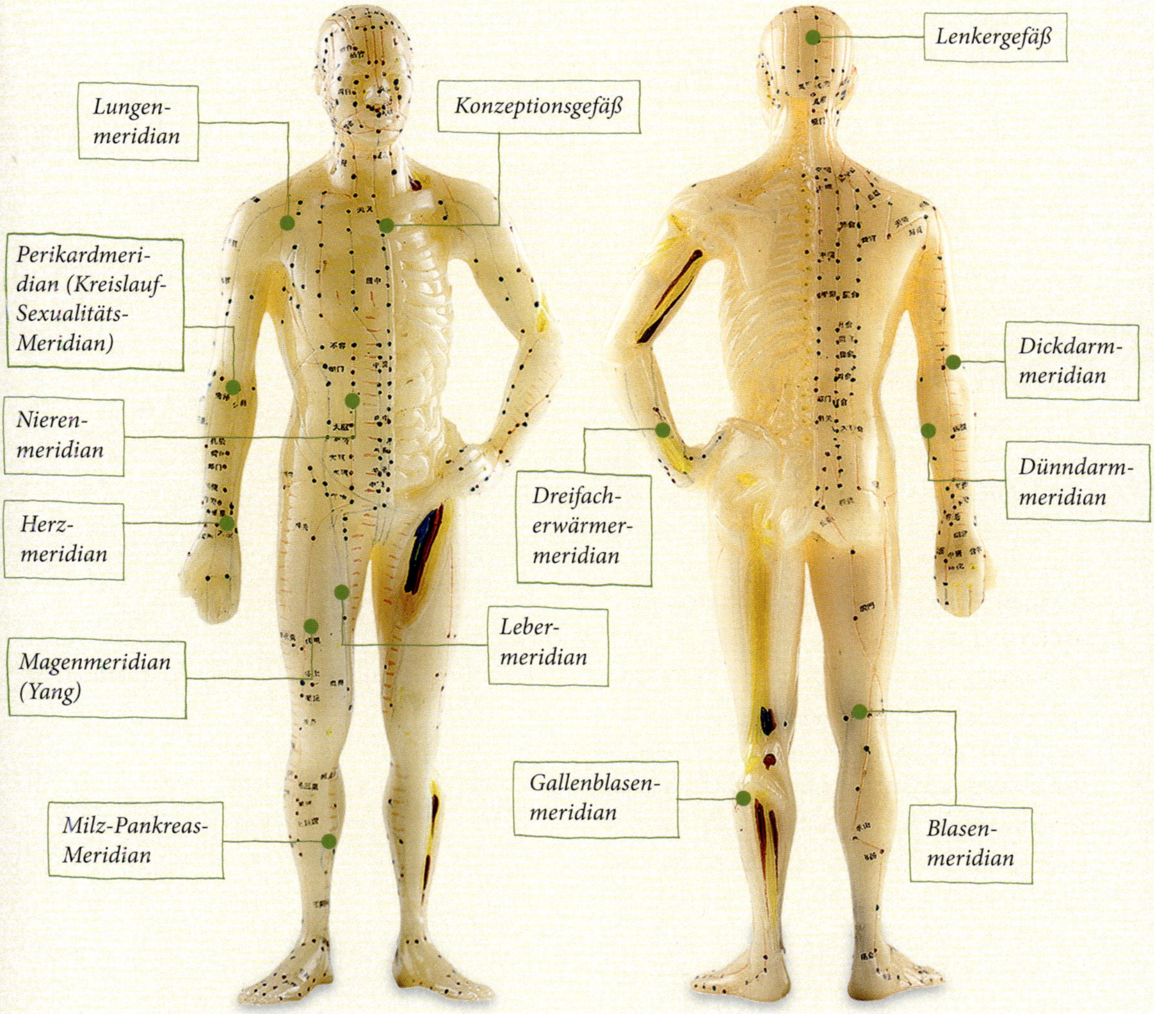

Partnermeridiane und Ben-Punkte

Jeder der zwölf Hauptmeridiane hat einen Partnermeridian. Die Paare zeichnen sich jeweils dadurch aus, dass zum Zeitpunkt der maximalen Energie in dem einen Meridian das Energieminimum in dem anderen erreicht ist. Aufgrund dieser Verbindungen gilt: Wenn Sie beispielsweise feststellen, dass Ihre Beschwerden in Zusammenhang mit dem Lebermeridian stehen, sollten Sie immer auch den ihm zugeordneten Dünndarmmeridian mitbehandeln.

Ganz besondere Punkte

Ideal für die Behandlung der beiden Partnermeridiane sind die »Ben-Punkte«, die zu den sogenannten antiken Punkten gehören. Diese finden Sie als Abbildungen im vierten Kapitel ab Seite 47 bei jedem Organ. Das Konzept der Ben-Punkte geht auch davon aus, dass unsere Lebensenergie, das Qi, in jedem Meridian an den Finger- und Zehenspitzen wie eine Quelle entspringt. Von dort aus nimmt die Energie in dem Meridian zu, vergleichbar dem Lauf des Wassers wird sie zu einem Bach, zu einem Fluss und dann zum Strom, um schließlich im sogenannten He-Punkt im Bereich der Ellbogen und der Knie in das »Meer der Energie« des gesamten Körpers einzufließen. An den Fingerspitzen, also der Quelle, sind Sie dementsprechend viel feinfühliger als am Rumpf.

Die Partner-Punkte mitbehandeln

Sie sollten einen Ben-Punkt möglichst in der entsprechenden Organzeit unterstützen. Alternativ oder zusätzlich können Sie den Punkt auf dem Partnermeridian behandeln. Wenn Sie etwa bei Lungensymptomen nicht zur Lungenzeit (3 bis 5 Uhr) wach werden möchten, können Sie zwölf Stunden später, in der Blasenzeit von 15 bis 17 Uhr, den Punkt auf dem Blasenmeridian behandeln. Übrigens: Da die Hauptmeridiane spiegelbildlich auf beiden Körperseiten verlaufen, ist es gleich, ob Sie die Punkte auf der rechten oder linken Seite behandeln.

INFO

DIE PARTNERMERIDIANE

Die unten stehenden Meridianpaare bilden jeweils eine Art Funktionseinheit. Wenn Sie Beschwerden haben, die dem einen Organbereich zugeordnet sind, können Sie jeweils alternativ oder zusätzlich den Akupressurpunkt auf dem Partnermeridian behandeln.

Lunge – Blase
Niere – Dickdarm
Perikard – Magen
Milz-Pankreas – Dreifacherwärmer
Herz – Gallenblase
Leber – Dünndarm

AKUPRESSUR-MASSAGETECHNIKEN

Hier zeigen wir Ihnen zwei wirkungsvolle Griffe, mit denen Sie einen Meridian je nach Bedarf beruhigen oder anregen können.

Verstärken sich Beschwerden in der Maximalzeit eines Organs, spricht man von Fülle-Beschwerden. Wenden Sie in der entsprechenden Zeit die beruhigende Technik an. Verstärken sich die Beschwerden in der Minimalzeit eines Organs (zwölf Stunden nach der Maximalzeit), spricht man von Leere-Beschwerden. Wenden Sie zur entsprechenden Zeit die anregende Technik an. Weitere ganz einfache Akupressurgriffe beschreiben wir bei der jeweiligen Anwendung im Praxiskapitel.

Sie können auch zwischendurch, etwa im Büro oder im Bus, akupressieren. Schenken Sie der Behandlung aber für die kurze Dauer Ihre volle Aufmerksamkeit und spüren Sie anschließend noch etwas nach. Um die Wirkung zu verstärken, können Sie zuvor einen Tropfen der passenden Bachblüte auf den zu behandelnden Punkt geben.

BERUHIGENDE MASSAGETECHNIK

Sie können einen Akupunkturpunkt und somit den Meridian beruhigen, wenn Sie den Punkt mit Daumen oder Zeigefinger in einer kreisenden Bewegung mit sanftem Druck gegen den Uhrzeigersinn massieren.

ANREGENDE MASSAGETECHNIK

Wenn Sie den Meridian anregen (tonisieren) möchten, massieren Sie den entsprechenden Punkt mit sanftem Druck im Uhrzeigersinn.

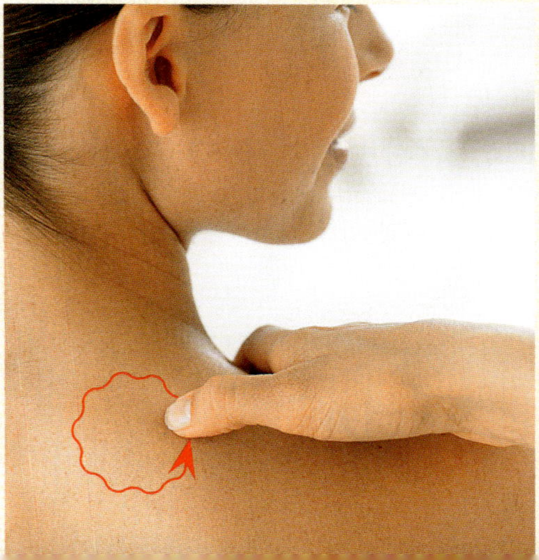

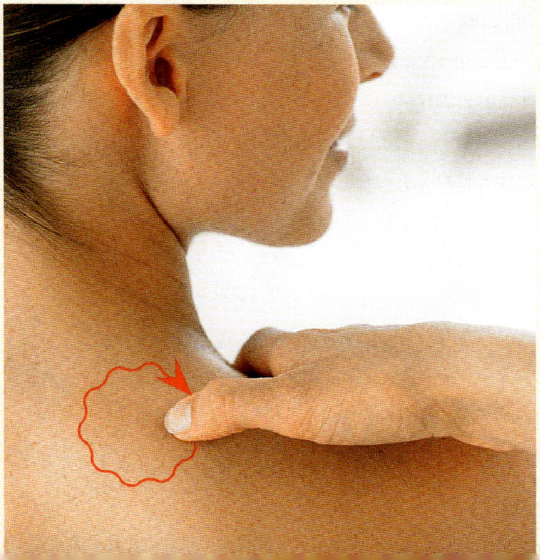

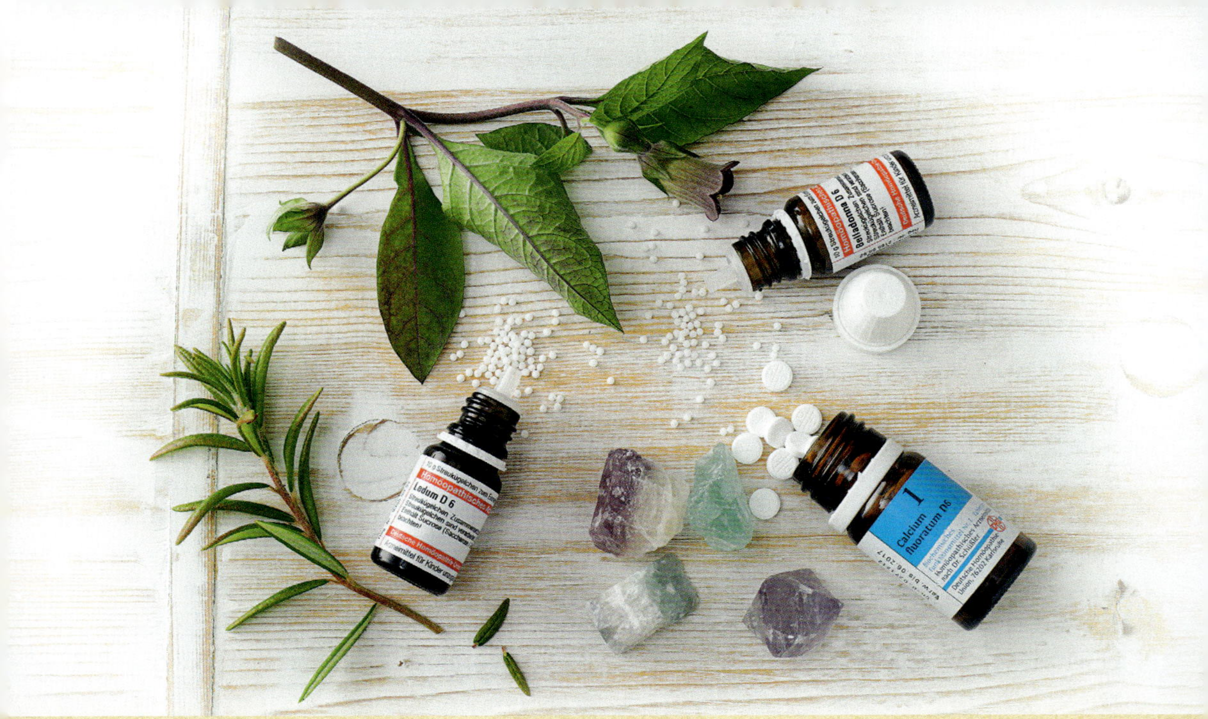

SCHÜSSLER-SALZE, HEILPFLANZEN, HOMÖOPATHIE & CO

Neben der Akupressur gibt es noch weitere Maßnahmen, mit denen Sie Ihren Organismus unterstützen können. Manche können Sie gut im Rhythmus der Organuhr anwenden, also jeweils zur entsprechenden Organzeit oder zwölf Stunden später zur Zeit des Partnermeridians ▸ **siehe Seite 36**. Wenn Sie zum Beispiel feststellen, dass Sie jede Nacht um 2 Uhr aufwachen, trinken Sie zu dieser Zeit oder um 14 Uhr einen Kräutertee, welcher der Leber gut tut. Mehr dazu lesen Sie im vierten Kapitel ab Seite 47.

Mehr Wohlbefinden im Alltag

Gezielte Methoden und Techniken sind das eine, die alltägliche Lebensführung das andere. Hier finden Sie einige Tipps, wie Sie auch im täglichen Einerlei wieder zu einem natürlichen Rhythmus finden können.

Aufmerksamkeit und Achtsamkeit für den eigenen Körper

Carpe diem – pflücke den Tag: Diese Aufforderung, jeden Augenblick bewusst wahrzunehmen und zu genießen, hinterließ uns der römische Dichter Horaz. Im ersten Kapitel auf Seite 9 haben Sie gelesen, wie wichtig es ist, jeden Moment des Lebens bewusst wahrzunehmen und auszukosten. Schenken Sie auch Ihrem Körper, gerade wenn er sich mit Beschwerden bemerkbar macht, Aufmerksamkeit und Achtsamkeit! Versuchen Sie beispielsweise nicht sofort, zum Beispiel Schmerzen oder Verdauungsprobleme mit einer Tablette »abzuschalten«, sondern spüren Sie in Ihren Körper hinein: Was verursacht Ihr Bauchweh oder Ihre Kopfschmerzen? Welche Laus ist Ihnen über die Leber gelaufen, womit wurde Ihnen wehgetan? Schon die Beschäftigung mit dem wirklichen, dahinterliegenden Problem sorgt oft für Entspannung. Im vierten Kapitel ab Seite 47 lesen Sie zu jedem Organbereich, welches die körperlichen und seelischen Ursachen für eine Störung sein können.

Aber auch wenn Sie sich wohlfühlen und gesund sind: Horchen Sie immer einmal in Ihren Körper hinein, nehmen Sie ihn bewusst wahr. So spüren Sie oft schon, wenn sich etwas anbahnt, und können gezielt vorbeugen. Beim Hineinspüren helfen Ihnen: Akupressur, Atemübungen, sanftes Ganzkörpertraining, Konzentrationsübungen, Meditationen ▸ **siehe Buchtipps Seite 122.**

Ruhe und Bewegung

Yin und Yang: Unser Körper und unsere Seele brauchen die Ruhe ebenso wie die Bewegung. Doch viele von uns sind ständig mit ihrem »Weiterkommen« beschäftigt – sei es beim Streben nach beruflichem Erfolg oder beim dauernden »Auf-Achse-Sein«. Andere dagegen haben sich in einem gemütlichen, aber bewegungsarmen Leben eingerichtet, ihnen fehlen oft die Impulse zur Weiterentwicklung. Die meisten von uns sind ausschließlich geistig in Bewegung, der Kopf arbeitet pausenlos. Gönnen Sie auch dem Rest Ihres Körpers etwas Dynamik! Verausgaben Sie sich ruhig mal, ob beim Sport oder im Job. Aber dann darf auch wieder ein Abend auf der Couch folgen, damit Körper und Geist das Erlebte verarbeiten können. Alles zu seiner Zeit ▸ **siehe ab Seite 47** und Umschlagklappen!

TIPP

FÜR SCHICHTARBEITER

Um trotz der verschobenen Arbeitszeiten in einen guten Rhythmus zu kommen, können Sie, falls es Ihnen möglich ist, die Empfehlungen in diesem Buch um zwölf Stunden versetzt anwenden, indem Sie sich an den jeweiligen Partnermeridianen orientieren ▸ **siehe Seite 36.**

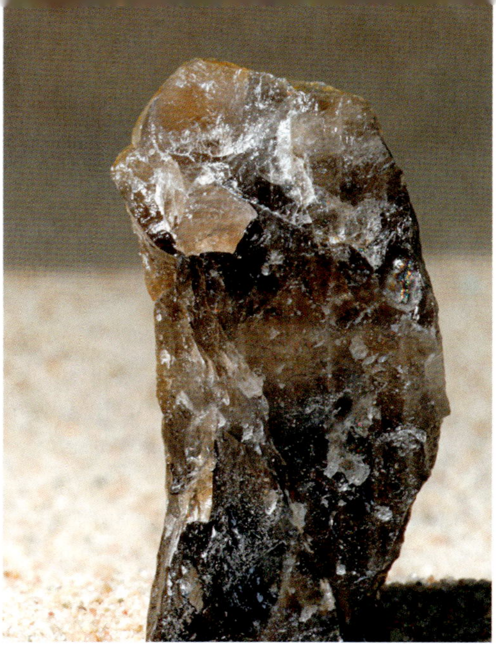

Heilsteine wie der Rauchquarz können Sie beim aktuellen Organthema unterstützen.

Heilsame Mineralien

Edelsteine sind nicht nur schön anzusehen, sondern sie haben auch eine tief greifende energetische Wirkung auf uns. So beeinflussen sie unter anderem den Mineralstoffhaushalt unseres Körpers, außerdem wirken sie durch ihre Ausstrahlung auf der emotionalen Ebene. Deshalb sind sie gute Begleiter in allen Lebenslagen.

So wenden Sie die Steine an

Sie können sich zur jeweiligen Organzeit besonders mit dem Stein beschäftigen, indem Sie ihn in der Hand halten, in der Hosentasche tragen oder direkt auf der Haut auf die Problemstelle legen.

Bei Atemwegsproblemen bietet sich das tägliche Tragen an einem Band über dem Lungenbereich an. Um die Entgiftung über Leber und Galle anzuregen, legen Sie ihn stundenweise unter dem rechten Rippenbogen auf. Bei prämenstruellen Beschwerden platzieren Sie ihn an den kritischen Tagen unterhalb des Nabels. Um den gesamten Organismus zu stärken, legen Sie den Stein auf das obere Ende des Brustbeins, dort sitzt die für das Immunsystem wichtige Thymusdrüse ▸ **siehe auch Seite 53.**

Eine mehr emotional ausgleichende Wirkung erreichen Sie, wenn Sie den Stein auf den Solarplexus, das Sonnengeflecht, legen. Das wichtige Nervengeflecht befindet sich eine Handbreit über dem Nabel.

Während des Auflegens sollten Sie sich auf Ihr aktuelles Organthema konzentrieren und positive Gedanken dazu entwickeln.

FLÜSSIGE ENERGIE

Eine weitere wunderschöne Anwendung ist die Zubereitung von Edelsteinwasser: Geben Sie den Stein beziehungsweise die Steine Ihrer Wahl in einen großen Glaskrug, den Sie nun mit 1 bis 2 Liter hochwertigem stillem Wasser füllen. Stellen Sie den Krug ein paar Stunden an ein sonniges Plätzchen, so erhalten Sie zusätzliche Lichtenergie. Trinken Sie das Wasser im Verlauf des Tages oder verwenden es als Badezusatz.

Heilsteine sollten regelmäßig alle paar Tage einige Minuten unter fließendem klarem

Wasser, am besten in Bach oder Quelle, oder in der Sonne energetisch gereinigt und auf diese Weise neu aufgeladen werden.

Auswahl und Bezug der Steine

Sie bekommen die Edelsteine in Stein- oder Schmuckläden, ebenso in manchen Bioläden. Auch im Internet gibt es eine reiche Auswahl an Halbedelsteinsorten – aber es ist schöner, sich sein Exemplar selbst vor Ort auszusuchen. Im Laden können Sie auch besser auf die Qualitätsmerkmale achten: Steine wie Bergkristall oder Rosenquarz sollten möglichst klar und rein sein, bei farbigen Sorten spielt auch die Farbintensität eine Rolle. Undurchsichtige Steine sollten von möglichst intensiver, typischer Färbung und nicht von vielen Linien oder anderen Gesteinsschichten durchzogen sein. Ob Sie einen kleinen oder großen Stein wählen, einen roh belassenen, einen zur Kugel, Pyramide oder zum Ei geschliffenen, einen »Donut« mit Loch zum Umhängen oder einen glatten Trommelstein, bleibt Ihrem Gefühl und Ihrer Vorliebe überlassen. Sie wirken alle, Hauptsache, die Qualität stimmt und Sie fühlen sich von dem Stein angezogen.

ZEIT ZU WECHSELN

Wenn Sie den Stein immer wieder vergessen, wenn Ihnen seine Farbe oder Form nicht mehr gefallen oder er Ihnen gar wie ein Störfaktor vorkommt, ist es Zeit, ihn zu wechseln oder eine Pause einzulegen.

Schüßler-Salze und homöopathische Mittel

Diese auf feinstofflicher Ebene wirksamen Mittel passen hervorragend zur chinesischen Medizin und zu deren Konzept, den Menschen als Einheit aus Körper, Geist und Seele wahrzunehmen und zu behandeln. Die Herstellung beider Mittel beruht auf dem Prinzip des Potenzierens (auch Dynamisieren genannt). Dabei wird die Ausgangssubstanz, etwa eine Pflanze oder ein Mineralstoff, schrittweise mit Wasser oder Alkohol verschüttelt oder mit Milchzucker verrieben. Dies minimiert Nebenwirkungen, verstärkt aber die gewünschte Wirkung.

WICHTIG

FACHLICHE HILFE

Generell gilt: Wenn Sie allein nicht mehr weiterkommen, wenn Ihre Beschwerden sich nicht bessern, scheuen Sie nicht davor zurück, rechtzeitig einen kompetenten Therapeuten aufzusuchen! Dazu gibt es Heilpraktiker, aber auch Ärzte, die in der Traditionellen Chinesischen Medizin und Naturheilkunde bewandert sind. Oft braucht es nur einen kleinen professionellen Anstoß, damit Sie sich wieder selbst weiterhelfen können.

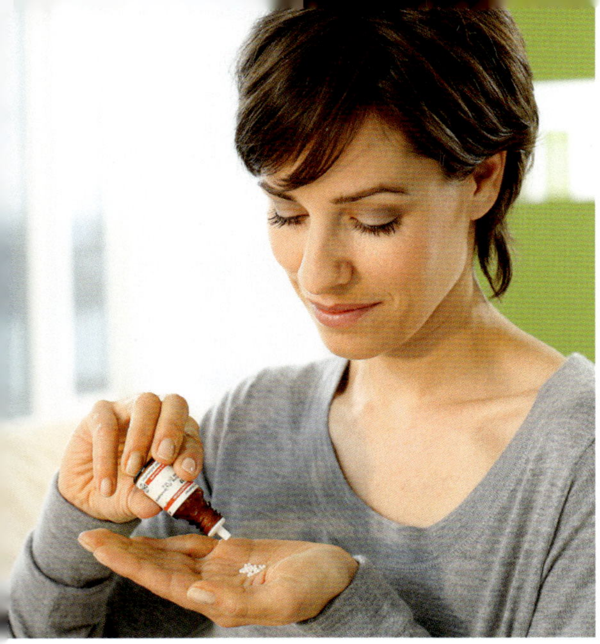

Nehmen Sie die Mittel von einem Löffel aus Porzellan, Plastik oder einfach aus der Hand.

Unterschiedliche Wirkprinzipien

Die Schüßler-Salz-Therapie geht davon aus, dass Krankheiten entstehen, wenn im Körper biochemische Prozesse gestört sind. Dies wiederum beruht auf dem Mangel an einem oder mehreren Mineralstoffen, der auch durch psychische Prozesse bedingt sein kann. Die Schüßler-Präparate führen dem Körper diese Mineralien in feinstofflicher, hochwirksamer Form zu. Die hoch verdünnten Mineralstoffe gelangen, im Gegensatz zu den handelsüblichen Mineralstoffen aus dem Supermarkt, direkt in die Zellen und können dort ihre Wirkung entfalten. Die ältere Homöopathie beruht auf dem Prinzip »similia similibus curentur« (Ähnliches möge mit Ähnlichem geheilt werden). Ein Stoff, der in Reinform bei einem Gesunden bestimmte Symptome hervorruft, kann demnach in potenzierter Form eine Erkrankung mit ähnlichen Symptomen heilen. Je höher die homöopathische Potenz, desto tiefer greifend die Wirkung, niedrigere Potenzen helfen eher bei akuten Beschwerden. Homöopathie und Schüßler-Salze haben viel gemeinsam. Die Homöopathie bedient sich jedoch einer großen Vielzahl unterschiedlicher potenzierter Substanzen, die bei einer intensiveren Behandlung von ausgebildeten Therapeuten eingesetzt werden sollten. Bei den Schüßler-Salzen stehen nur knapp 30 Mittel zur Auswahl, die aber jeweils ein größeres Wirkspektrum abdecken.

Einnahme von Schüßler-Salzen und Homöopathika

Tabletten sind auf Basis von Milchzucker (Laktose) hergestellt. Wenn Sie diesen nicht vertragen, können Sie auf Tropfen oder Globuli ausweichen. Tabletten und Globuli lassen Sie unter der Zunge zergehen, Tabletten können Sie auch in einem Glas Wasser auflösen und dies schluckweise über den Tag verteilt trinken. Verwenden Sie einen Löffel aus Porzellan oder Plastik, nicht aus Metall. Grundsätzlich nehmen Sie über den Tag verteilt 10 Tabletten, 15 Globuli / Tropfen je Mittel ein. Nehmen Sie nicht mehr als zwei bis drei Mittel zugleich, Ihr Organismus kann sonst nicht gezielt reagieren, und Sie können die Wirkung nicht so gut beurteilen.

Pflanzliche Präparate

Heilpflanzenanwendungen haben eine sehr lange Tradition in der chinesischen Medizin. Wir empfehlen in diesem Buch überwiegend solche Pflanzen, die bei uns heimisch sind.

Heilpflanzenauszüge

Sogenannte Urtinkturen sind flüssige alkoholische Auszüge von Pflanzen. Achten Sie auf Präparate, die mit biologisch angebauten Pflanzen und ohne Chemikalien hergestellt wurden und daher frei von Schadstoffen sind. Sie erhalten sie in der Apotheke oder im Reformhaus.
Nehmen Sie 3-mal täglich 3 bis 5 Tropfen in einem Glas Wasser vor dem Essen ein.
Wenn Sie im gleichen Zeitraum mehrere Organe unterstützen möchten, so nehmen Sie jede der Urtinkturen zur entsprechenden Organzeit ein, ebenfalls 3 bis 5 Tropfen in einem Glas Wasser. Sie können die Tropfen jeweils auch zur Zeit des Partnermeridians nehmen, um nicht nachts wach werden zu müssen ▸ **siehe Seite 36**.
Kombinieren Sie nicht mehr als drei unterschiedliche Tinkturen. Konzentrieren Sie sich immer auf die Behandlung der akutesten Probleme.

Heilpflanzentees

Teezubereitungen aus Heilpflanzen sind ein uraltes und vielfach bewährtes Mittel, um den Körper wirkungsvoll zu unterstützen. Wählen Sie sorgfältig aus, welches Organ Sie unterstützen möchten, und trinken Sie in der optimalen Zeit oder zwölf Stunden später in der Zeit des Partnermeridians 2 bis 3 Tassen des jeweils empfohlenen Tees.
Auch bei Heilpflanzentees gilt: Weniger ist mehr. Es bringt keinen Vorteil, den ganzen Tag über die verschiedensten Teesorten zu trinken. Ihr Körper kann dann gar nicht mehr gezielt auf all die Wirkstoffe und Informationen, die er erhält, reagieren. Außerdem ist es wichtig, dass Sie auch klares Wasser trinken, damit Ihr Organismus nicht mit zu vielen Informationen und Heilimpulsen überschwemmt wird.

MEIN PERSÖNLICHER TIPP

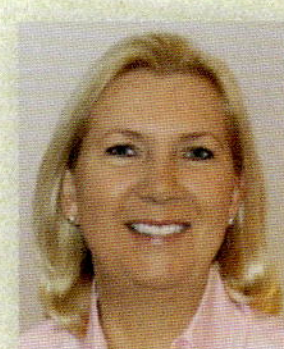

Bei allen Heilmitteln gilt der Satz des legendären Arztes Paracelsus: »Ein jedes Ding ist Gift, allein die Dosis macht's!« Trinken Sie auch Kräutertees nur 4 bis 6 Wochen lang, legen Sie dann eine Pause von 1 bis 2 Wochen ein – entweder teefrei oder mit einer anderen Mischung. Dies gilt für alle pflanzlichen Mittel. Ihr Organismus gewöhnt sich sonst daran, auch kann es zu unerwünschten Wirkungen kommen.

Bachblüten: den Körper über die Seele heilen

Diese Blütenessenzen sind kleine, hilfreiche Begleiter der Seele. Für den englischen Arzt Dr. Edward Bach (1886 – 1936) beruhte jede Erkrankung auf einem seelischen Ungleichgewicht, und er fand 38 Blüten, welche die »38 disharmonischen Seelenzustände der menschlichen Natur« günstig beeinflussen können. Er entwickelte ein Verfahren, um die Schwingungen der Blüten auf Quellwasser zu übertragen und aus diesem dann jeweils Urtinkturen herzustellen. Sie erhalten diese Urtinkturen in der Apotheke.

Bachblüten sind ein nie aus der Mode kommendes Geschenk der Natur.

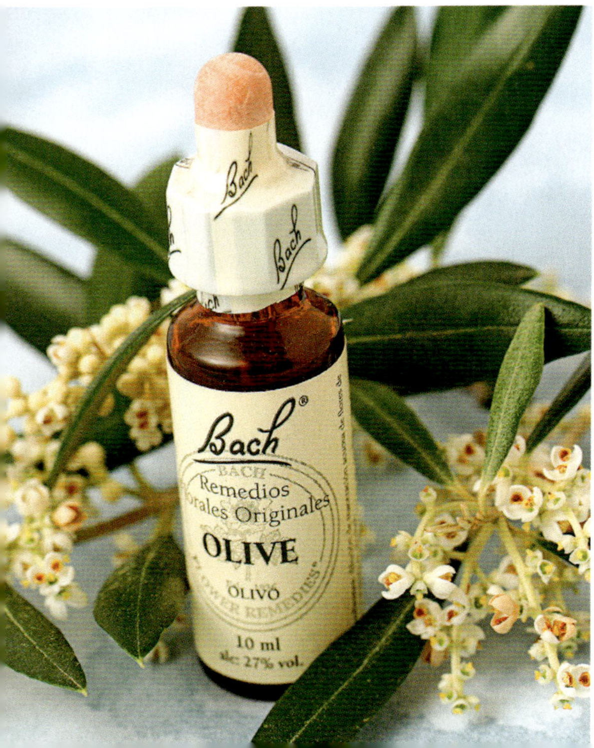

Je genauer die ausgewählte Blüte zu Ihrem Problem passt, desto intensiver kann die Wirkung sein. Auf Seite 122 finden Sie einen weiterführenden Buchtipp zu dem spannenden Thema Bachblüten.
Geben Sie 5 Tropfen in ein Glas Wasser und trinken dieses zur entsprechenden Organzeit oder zur Zeit des Partnermeridians. Halten Sie etwas zeitlichen Abstand zum Essen und behalten Sie jeden Schluck einen Augenblick lang im Mund.
Bei einer Akupressurbehandlung können Sie auch einen Blütentropfen auf den zu behandelnden Punkt geben und ihn einmassieren.
Außerdem eignen sich Bachblüten auch gut als Badezusatz: Geben Sie 5 Tropfen der gewählten Blütenessenz(en) auf ein Vollbad, das Sie natürlich idealerweise zur richtigen Organzeit (oder zur Zeit des Partnermeridians) genießen.

Weitere hilfreiche Maßnahmen und Mittel

Im vierten Kapitel ab Seite 47 schlagen wir Ihnen bei jedem Organthema neben den zuvor ausführlicher beschriebenen auch noch weitere hilfreiche Mittel und Methoden vor, die sich in der Praxis sehr bewährt haben, etwa Kochrezepte, Affirmationen, Massagen, Fußbäder und Atemübungen. Diese Extras können Sie zusätzlich anwenden, wenn sie Ihnen guttun und Ihnen der Aufwand insgesamt nicht zu viel wird.

ZÄHNE UND ORGANE

Unsere Zähne haben eine energetische Verbindung zu unseren inneren Organen. Nutzen Sie diese Verbindung für Ihre Gesundheit.

Wenn Ihnen bestimmte Zähne immer wieder Probleme bereiten und der Zahnarzt nichts findet, ist es sinnvoll, das zugehörige Organ anzusehen. Öfter bilden aber ein wurzelbehandelter / abgestorbener Zahn, Wurzelreste oder Entzündungen im Kiefer selbst ein Störfeld, das dem Organ Energie entzieht. Bitten Sie den Zahnarzt um Abklärung, wenn Sie bei therapieresistenten Beschwerden einen Zahn in Verdacht haben.

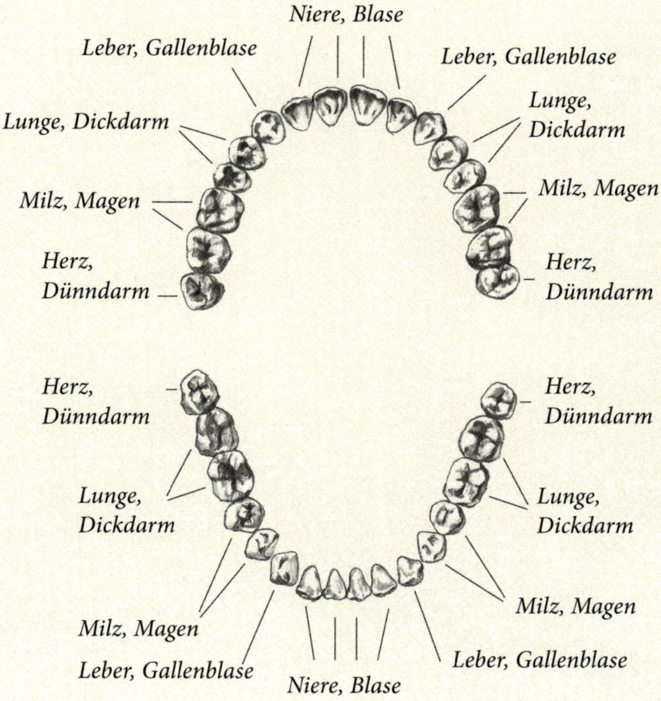

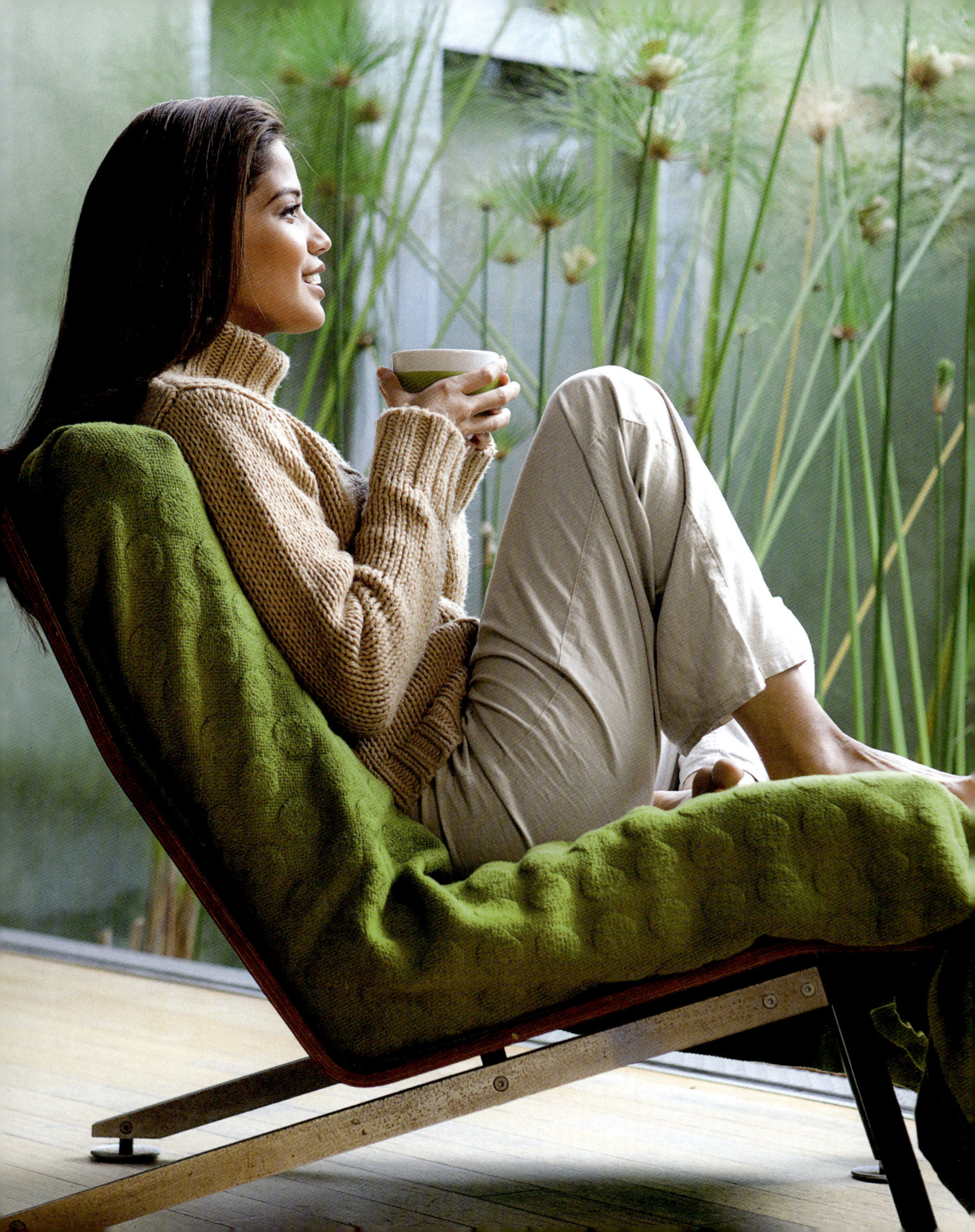

MIT DER ORGANUHR LEBEN

SIE ERFAHREN NUN, WIE SIE SCHWANKUNGEN IM TÄGLICHEN WOHLBEFINDEN UND AUCH ERKRANKUNGEN MITHILFE DER CHINESISCHEN ORGANUHR VERSTEHEN UND IN DEN GRIFF BEKOMMEN KÖNNEN.

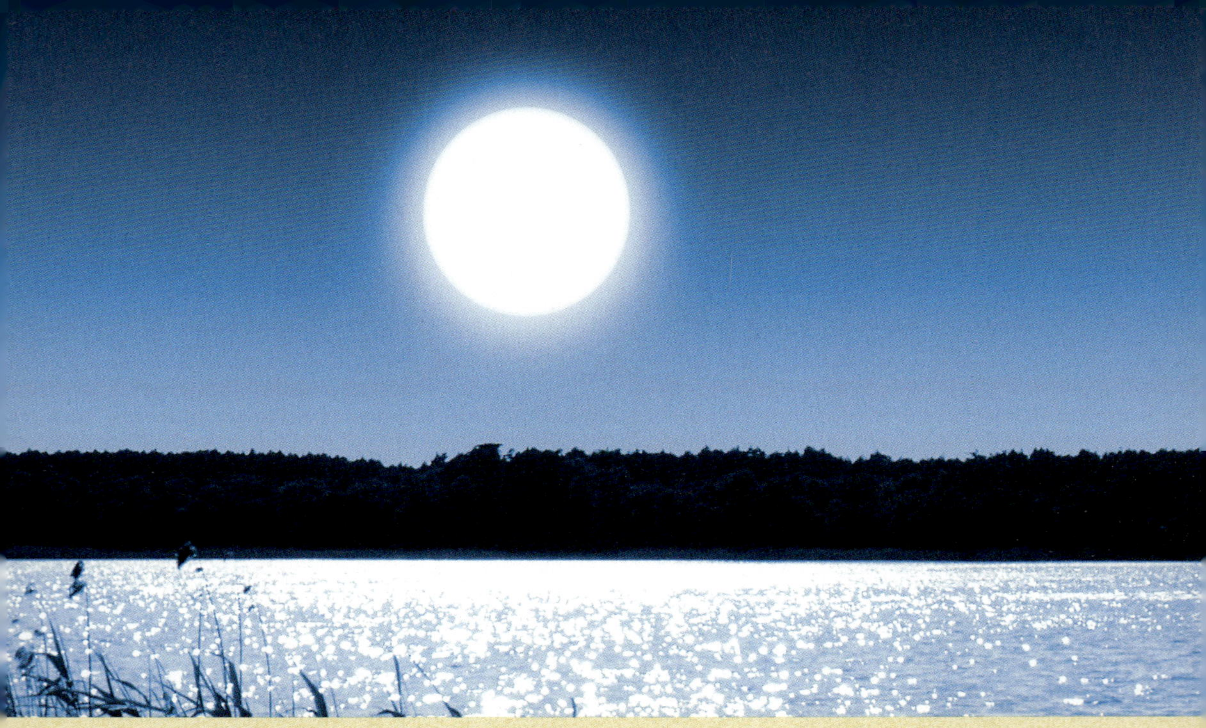

LUNGENZEIT (3 BIS 5 UHR): BEREIT FÜR DEN TAG

Noch mitten in der Nacht um drei Uhr, wenn auch die Natur durchzuatmen scheint, nimmt die tägliche Zirkulation der Lebenskraft Qi ihren Anfang beim Lungenmeridian, der nun für zwei Stunden seine Maximalzeit hat. Noch ist der neue Tag nur zu erahnen, doch schon erwachen die ersten Vögel, lange bevor sich die Sonne mächtig am Horizont erhebt. Die meisten Menschen schlafen um diese Zeit noch – gut so, denn der Organismus ist jetzt am Tiefpunkt seiner Kräfte und bereitet sich auf den Tag vor, wie das Pendel einer Standuhr, das kurz innehält, bevor es kraftvoll weiterschwingt. Damit die Lunge viel Kraft sammeln kann, braucht sie reichlich frische Luft. Wer gut in den Tag starten will, schläft deshalb möglichst bei offenem Fenster, sodass die köstliche Nachtluft hereinströmen kann und die Lunge mit Energie versorgt.

Der Organismus sammelt neue Kräfte

Die Lunge versorgt unseren Körper bei jedem Einatmen mit dem lebensnotwendigen Sauerstoff und befreit ihn mit jedem Ausatmen von Überflüssigem und Störendem. Ihr Prinzip ist das gleichmäßige, rhythmische Aufnehmen und Loslassen. Dabei sammelt sie die notwendige Kraft und schafft Raum für all das, was das Leben an Aufgaben und Herausforderungen bereithält.

Die alten chinesischen Ärzte sahen in der Lunge außerdem das Organ, das für alle rhythmischen Prozesse im Organismus wichtig war: Neben der Sauerstoffversorgung des Körpers, der Gewährleistung von Beweglichkeit und Kraft der Muskeln, dem Immunsystem sowie der Verdauung garantiert sie auch den Herzschlag und die Regelmäßigkeit des Lebens schlechthin.

Der Lungenmeridian beginnt vorn über der Achsel und endet am Daumen ▸ **siehe Abbildung Seite 35**.

Loslassen und gewinnen

Meist muss man erst einmal etwas loslassen, um etwas Neues gewinnen zu können – so wie auch der alte Tag abgeschlossen sein muss, damit wir den neuen beginnen können. Die Lunge ist sowohl auf der körperlichen als auch auf der geistigen Ebene dafür verantwortlich, dass wir uns vom Alten, Vergangenen trennen – auch wenn das oftmals schmerzhaft ist. Auf der anderen Seite ist sie aber auch dafür zuständig, dass wir in unserem Leben das Wichtige bewahren und das Überflüssige einfach sein lassen.

INFO

DER PARTNERMERIDIAN: DIE BLASENLEITBAHN

12 Stunden vor beziehungsweise nach der Lungenzeit, also nachmittags von 15 bis 17 Uhr, hat der Blasenmeridian ▸ **siehe Seite 86** sein energetisches Maximum erreicht. Sie brauchen bei Problemen im Organbereich Lunge also nicht unbedingt nachts um vier zu einer Behandlung aufzustehen oder zumindest wach zu werden, sondern Sie können alternativ auch nachmittags zur Blasenzeit unterstützend auf die Lunge einwirken. Überdies kann eine Schwäche der Lunge auch darauf hinweisen, dass eine Störung des Blasenmeridians besteht, sodass Sie die Blase gegebenenfalls mitbehandeln sollten.

Probleme des Lungenmeridians: Grenzerfahrungen

Wenn unsere Lunge beeinträchtigt ist, hat dies immer etwas mit zu viel oder zu wenig Abgrenzung zu tun sowie mit Festhalten und Loslassen. Störungen des Lungenmeridians zeigen sich sowohl auf der geistig-seelischen als auch auf der körperlichen Ebene.

Zu starke oder mangelnde Abgrenzung

Wie die Haut und der Darm, die bei Lungenproblemen ebenfalls beeinträchtigt sein können, stellt die Lunge eine Grenzfläche unseres Organismus dar, eine Berührungsfläche mit der Umwelt. Mit dem Einatmen nehmen wir nicht nur das lebenserhaltende Qi auf, sondern auch schädigende Energien, die wir nicht einfach mit dem nächsten Ausatmen wieder loswerden. Manchmal begleiten sie uns jahre- und jahrzehntelang.

INFO

DAS QI HARMONISIEREN

In der chinesischen Medizin werden Atemübungen mit Körperübungen kombiniert, die unsere Lebensenergie harmonisieren – dies ist Qigong, die uralte chinesische Bewegungsmeditation ▸ **siehe Buchtipp Seite 122.**

Dabei handelt es sich einerseits um Substanzen wie Feinstaub, Zigarettenrauch oder sonstige Gifte. Aber auch Gefühle und Energien nehmen wir über die Lunge auf. Während dabei Ideen und Inspirationen willkommene Energien sind, können uns andere »Grenzerfahrungen« stark belasten, etwa wenn wir von anderen bedrängt werden und diese unsere Grenzen nicht respektieren. Auch dauernder Stress und zu viele Anforderungen von außen können uns regelrecht »die Luft zum Atmen nehmen«. Hinweise auf eine Störung der Lungenfunktion finden wir ebenso, wenn wir etwas loslassen mussten, das uns lieb war: zum Beispiel wenn der Tod eines Nahestehenden ein Loch in unser Leben gerissen hat oder bei der Trennung vom Partner, wie auch generell bei Bindungsproblemen. So können manche Menschen sich nicht dauerhaft auf eine Beziehung oder Freundschaft einlassen, weil sie Gefühle nicht an sich heranlassen wollen. Andere wiederum klammern sich regelrecht an den Partner, was mit ständigen Verlustängsten einhergeht.
Im geistigen Bereich kann sich eine Lungenproblematik darin äußern, dass wir Schwierigkeiten mit Regelmäßigkeit und Ordnung haben, die sich durch unser ganzes Leben und alle seine Bereiche ziehen. Oft liegt das daran, dass wir uns nicht von Kleinigkeiten und störenden Unterbrechungen abgrenzen können, um wieder das zu sehen, was essenziell wichtig ist.

INFO

ANZEICHEN FÜR PROBLEME DES LUNGENMERIDIANS

Dies sind die häufigsten Symptome bei Problemen der Lunge:

- Schlafstörungen zwischen 3 und 5 Uhr morgens
- Allergien, Niesanfälle, Heiserkeit und häufige Infekte
- häufige Asthmaanfälle, besonders zur Lungenzeit
- Atemnot und eine leise Stimme

Aus Sicht der TCM hilft die Stärkung der Lunge auch bei:

- Ausschlägen und Entzündungen der Haut
- Essstörungen von Appetitlosigkeit bis zu Esssucht
- verstärkter Druckempfindlichkeit am Daumen / Endpunkt des Lungenmeridians oder Schulterschmerzen

Auf der psychischen Ebene stehen Lungenprobleme in Verbindung mit:

- Bindungs-, Beziehungs- und Abgrenzungsproblemen
- Problemen beim Ordnunghalten und Strukturieren
- Häufigen Gefühlen von Traurigkeit und Melancholie

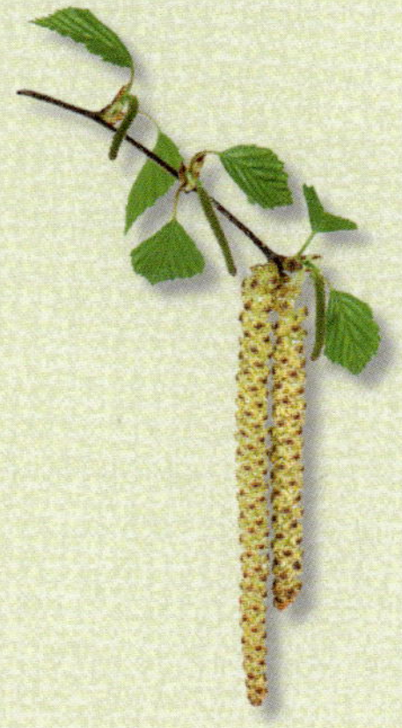

Lassen Sie die Lungenenergie wieder strömen!

Haben Sie schon einmal gemerkt, wie wenig Sie eigentlich mit Ihrer Lunge tun? Natürlich atmen Sie, und das wahrscheinlich regelmäßig … Aber wann haben Sie zum Beispiel das letzte Mal gesungen oder nach Herzenslust geschrien? Warum holen Sie nicht Ihre Blockflöte vom Dachboden, die seit der Grundschulzeit dort liegt? Die Lunge mal richtig auszulasten, sei es beim Singen allein oder mit anderen, beim Spielen eines Instruments oder bei Atemübungen sowie auch beim Ausdauersport: Das unterstützt die Lunge, gibt uns Kraft und Selbstbewusstsein. Dieses Selbstbewusstsein können wir nutzen, um uns von Druck und Stress sowie von Menschen, die uns »auf die Pelle rücken«, besser abzugrenzen.

Wenn Sie Ihren Atem fließen lassen, hilft das auch, loszulassen und zum Beispiel den Verlust eines geliebten Menschen zu verarbeiten. Eine bewusste, ruhige Atmung bringt Sie ins Zentrum, auf Ihren eigenen Weg zurück. Auch kleine Alltagssorgen, das tägliche Chaos können Sie dann mutig angehen. Auf den folgenden Seiten finden Sie weitere Tipps, um Ihre Lunge zu unterstützen. Zur Anwendung ▸ **siehe auch ab Seite 32.**

Akupressur: hustenlösend und weitend

Der Akupunkturpunkt Lunge 8 liegt jeweils eine Daumenbreite von der Handgelenkfalte entfernt, auf der Daumenseite des Unterarms. Seine Behandlung ist sehr wirkungsvoll bei Husten und einem Engegefühl im Hals. Wenn Sie nachts zur Lungenzeit aufwachen, behandeln Sie ihn 3 bis 5 Minuten mit der anregenden Technik, leicht kreisend im Uhrzeigersinn.

Sie können die Akupressur des Punktes Lunge 8 noch intensivieren, indem Sie die Unterarme anwinkeln, die Hände vor der Brust kreuzen und den Punkt in dieser Haltung behandeln.

Den Punkt Lunge 8 zu behandeln hilft bei Husten und Engegefühl im Hals.

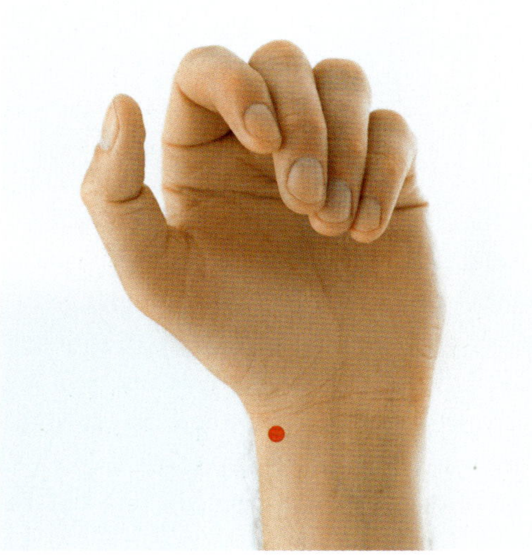

Bronzit und Pyrit: kräftigend und reinigend

Der bronzefarbene, mit silbrigen Einschlüssen gesprenkelte Bronzit stärkt die Lunge und die Atemwege. Tragen Sie ihn doch nachts als Anhänger auf der Brust! Durch seine reinigende Wirkung verbessert er den Stoffwechsel und wirkt allgemein aktivierend. Er verbessert die Sauerstoffaufnahme über die Lunge und reguliert gleichzeitig den Abtransport verbrauchter Luft. Dadurch fördert er nicht nur die Widerstandskraft gegen Infekte, sondern auch gegen Allergien und schadstoffbedingte Umwelteinflüsse.

Die silbrig oder bunt schimmernde Pyritsonne hat eine ausgeprägte reinigende und blockadenlösende Wirkung auf der emotionalen Ebene. Dieser Heilstein wirkt klärend und kann uns aus Sackgassen herausführen, indem er neue Wege aufzeigt – weg von überkommenen Werten und Traditionen. Die Pyritsonne erleichtert uns auch das Ab-

schiednehmen, etwa von belastenden Bekanntschaften und Beziehungen. Der Stein hilft uns auch dabei, uns selbst Blockaden und Ängste bewusst zu machen und sie als solche zu erkennen. Auf diese Weise gewinnen wir an Kraft, um bedrückende und belastende Emotionen aufzuarbeiten.
Legen Sie den Stein zum Beispiel während der auf Seite 55 beschriebenen Atemübung auf Ihren Solarplexus, das Nervengeflecht zwischen Magengrube und Bauchnabel.

Schüßler-Salz Nr. 9: sich aus alten Mustern lösen

Haben Sie sich in Ihrem Leben eindeutige Muster zurechtgelegt, was wie sein sollte? Nicht nur die anderen müssen Ihren Vorstellungen entsprechen, auch Sie selbst haben sich gewissermaßen in ein Korsett aus Verhaltensregeln und Erwartungen gezwängt? Das Schüßler-Salz Natrium phosphoricum D6 hilft Ihnen dabei, weniger streng mit sich selbst zu sein, aber auch andere Menschen ihr Leben nach den eigenen Vorstellungen leben zu lassen.

Heilpflanzen: stärkend und lösend

Zahlreiche beliebte und altbewährte Heilpflanzen wie die folgenden können die Lunge wirksam unterstützen.

- **Bei einer beginnenden Erkältung:** Lindenblütentee und Holunderblütentee schmecken wunderbar und helfen dem Körper beim »Wegschwitzen« der Erkältung. Überbrühen Sie 1 EL Blüten, einzeln oder gemischt, in einer großen Tasse mit kochendem Wasser und lassen den Tee zugedeckt etwa 10 Minuten ziehen. Trinken Sie ihn vor dem Schlafengehen, ruhig auch mit etwas Honig. Decken Sie sich rundum warm zu, damit Sie nicht durch die Feuchtigkeit auskühlen!
- **Hochwirksam bei Husten:** Auch der Efeu ist eine altbekannte Arzneipflanze, welche die Lunge stärkt, krampf- und schleimlösend wirkt. Alle Pflanzenteile können giftig sein, greifen Sie deshalb auf Tropfen mit Efeuwirkstoffen aus der Apotheke zurück, die in der im Beipackzettel angegebenen Dosierung unbedenklich sind.

MEIN PERSÖNLICHER TIPP

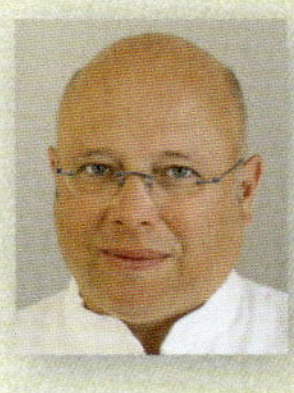

Um allgemein die Widerstandskräfte zu stärken und das Immunsystem anzuregen, hilft es vor allem Kindern, sich nachmittags zur Blasenzeit mit den Fingerspitzen locker aufs Brustbein zu klopfen, knapp unterhalb des Schlüsselbeins. Das regt die Thymusdrüse an, welche besonders vor der Pubertät am Aufbau des Immunsystems beteiligt ist.

TIPP

EIN STARKES TEAM

Kapuzinerkresse und Meerrettich wirken – am besten in Kombination – heilungsfördernd auf die Lunge und ebenso auf die Harnwege. Wie passend, dass der Blasenmeridian der Partner des Lungenmeridians ist!

- **Bei Asthma und Husten:** Dafür gehören Spitzwegerich und Huflattichblüten seit alters in die Kräuter-Hausapotheke. Verwenden Sie die Urtinkturen oder bereiten Sie einen Tee zu ▸ siehe Seite 53.
- **Bei Atemwegs- und Harnwegsinfekten:** Die Große Kapuzinerkresse und der Meerrettich sind wegen ihrer Senföle anerkannt als »pflanzliche Antibiotika«. Vom Meerrettich können Sie immer wieder ein Löffelchen der frisch geriebenen Wurzel einnehmen. Die Große Kapuzinerkresse ist in allen Teilen essbar und heilkräftig: junge Blätter, Blüten und frische Samenkapseln, ob pur oder im Salat. Im Akutfall 5-mal 3 Tropfen der Urtinktur.
- **Entschleimend und antientzündlich:** Anis, Thymian, Basilikum und Rosmarin unterstützen die Lunge, ob als Tee oder Gewürz. Auch Zimt und Ingwer können Sie immer mal Ihren Speisen oder Ihren Teemischungen zugeben. Ingwer sollten Sie am besten frisch raspeln und wie Zimtstangen etwas (mit)köcheln.
- **Langwierige Erkrankungen der Atemwege:** Zu Unrecht etwas in Vergessenheit geraten ist die Wald- und Wiesenpflanze Gundelrebe (auch Gundermann genannt). Die Urtinktur aus dieser Pflanze hilft bei quälenden Atemwegserkrankungen, wenn das Vertrauen in die eigenen Heilungskräfte verloren gegangen ist.
- **Stärkend und straffend:** Ein Tee aus Ackerschachtelhalm (Zinnkraut, Zubereitung ▸ siehe Seite 53) stärkt das Bindegewebe, und seine mineralischen Bestandteile bringen Form und Struktur in unser Denken und Leben – so wie es die Lunge aus Sicht der alten chinesischen Ärzte tut.

Bachblüte Mustard: bei unerklärlicher Traurigkeit

Ein großer Seelentröster ist die Bachblüte Mustard. Sie holt Sie aus dem emotionalen Tief, wenn Sie ohne erkennbaren Grund plötzlich an Traurigkeit leiden. Wenn Sie, wie abgeschnitten vom Rest der Welt und in eine schwarze Wolke gehüllt, in Weltschmerz eintauchen, plötzlich völlig antriebslos werden und an nichts mehr so recht Interesse haben.
Oft signalisiert uns ein solcher Zustand, dass ein wichtiger Entwicklungsschritt ansteht. Mustard hilft dabei, aus der oftmals lähmenden Schwermut wieder aufzutauchen und diesen Schritt auch zu tun.

Was der Lunge sonst noch hilft

- **Atemtechnik gegen Stress:** Legen Sie sich flach auf den Boden oder setzen sich bequem auf einen Stuhl. Schließen Sie die Augen oder konzentrieren sich auf einen Punkt im Raum. Legen Sie die Hände auf Höhe des Bauchnabels auf Ihren Bauch, sodass Sie durch das Heben und Senken der Bauchdecke Ihre Atmung spüren. Atmen Sie tief in den Bauch ein und zählen Sie langsam bis drei: beim Einatmen, beim Ausatmen und jeweils beim Innehalten dazwischen. Stellen Sie sich vor, wie das Ausatmen alle graue, verbrauchte Energie aus Ihrem Körper entfernt. Die Luft des Einatmens stellen Sie sich als helle, lichtbringende Energie vor. Lassen Sie diese gute Energie durch Ihren Körper strömen, Blockaden lösen und ihre heilende Wirkung entfalten. Nach rund drei Minuten wird Ihre Atmung ruhiger, Körper und Geist sind entspannt. Sie können die Übung zwischendurch im Alltag machen oder als Einschlafhilfe verwenden, auch als »Wiedereinschlafhilfe«, falls Sie nachts zur Lungenzeit aufwachen.
- **Finger-Meridianmassage:** Sie hilft, Vergangenes lozulassen. Umschließen Sie einen Ihrer Daumen mit der anderen Hand und reiben ihn fünf Minuten lang Richtung Nagel: Hier endet der Lungenmeridian, seine Stimulation unterstützt Sie bei der Trauer über vergangenes Leid und beim Verarbeiten und Loslassen.
- **Kleine »Lungenmassage«:** Legen Sie sich auf den Bauch und bitten Sie eine Ihnen nahestehende Person, an Ihrem Rücken Ihre Zwischenrippenräume mit den Fingern (natürlich mit kurzen Fingernägeln) von der Seite Richtung Wirbelsäule kräftig wie mit einem Kamm auszustreichen. Das kräftigt und befreit die Lunge und den ganzen Körper.
- **Die Farbe Weiß:** Sie unterstützt die Lunge (ebenso wie auch den Dickdarm ▸ siehe Seite 56). Wählen Sie Weiß für die »hautnahen« Textilien: Bettzeug, Nachtwäsche und Unterwäsche. Weiß signalisiert Klarheit und Sauberkeit – nicht nur bei den Kitteln im Krankenhaus oder bei den Mützen der Bäcker.

MEIN PERSÖNLICHER TIPP

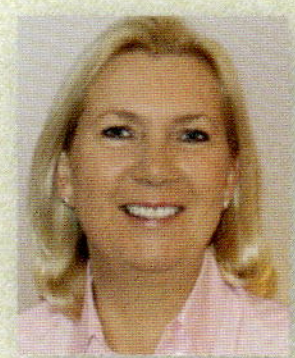

Die Lunge versorgt den ganzen Körper mit Qi. Vor allem die zentralen Energiespeicher unterhalb des Bauchnabels werden durchs Atmen gespeist. Versuchen Sie, kraftvoll aus dem Unterbauch heraus zu atmen – so wie es die Opernsänger tun. Stellen Sie sich beim Einatmen vor, dass Sie mit dem Unterbauch die Luft in die Lunge hineinziehen.

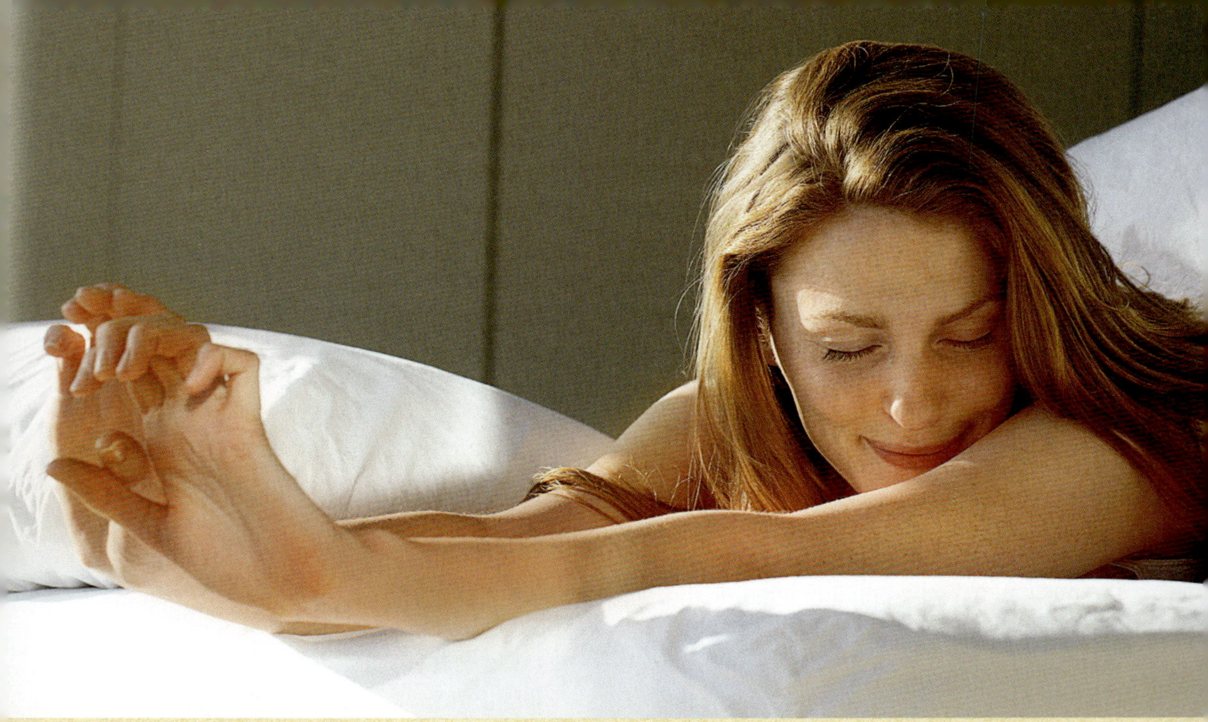

DICKDARMZEIT (5 BIS 7 UHR): KÖRPER UND SEELE REINIGEN

Es ist fünf Uhr morgens. Für die meisten Menschen beginnt innerhalb der nächsten zwei Stunden der Alltag. Doch noch befinden wir uns in einer Art Zwischenwelt von Schlafen und Wachen: Die morgendlichen Traumphasen zu dieser Zeit sind entscheidend dafür, dass wir unsere Erlebnisse des Vortages verarbeiten und mit ihnen abschließen können, um wieder bereit für einen neuen Tag zu sein.

Anschließend an diese frühmorgendliche Phase des Träumens ist es wichtig, möglichst sanft und gemächlich wach zu werden. Ein gleichmäßiger, gesunder Lebenshythmus hilft Ihnen dabei, noch vor dem Weckerklingeln von selbst aufzuwachen. Auf diese Weise können Sie ganz natürlich und ohne innere Widerstände die Nacht- und Ruhezeit hinter sich lassen und »wie aus dem Ei gepellt« in den neuen Tag hineingleiten.

Zeit, um Ballast abzuwerfen

In den Morgenstunden wollen wir wach werden, frisch und munter sein. Den Ballast von gestern können wir heute nicht mehr gebrauchen. Also ist das Erste, was wir nach dem Aufstehen tun, uns zu entlasten und zu entleeren. Der morgendliche Gang auf die Toilette fällt besonders leicht, denn der Dickdarm entfaltet jetzt seine größte Kraft – während zum Beispiel unsere Körpertemperatur und Reaktionszeit noch auf Sparflamme laufen.

Hat uns vor der Dickdarmzeit der Lungenmeridian bereits die Kraft bereitgestellt, um vital den Tag zu überstehen, befreit nun der Dickdarm aus Sicht der alten chinesischen Ärzte den Menschen vom Ballast. Das bezieht sich jedoch nicht nur auf den Toilettengang: Auch alle anderen körperlichen und geistigen Reinigungsmechanismen stehen unter seinem Einfluss.

Loslassen und Festhalten sollten sich in einem lebendigen Gleichgewicht abspielen, weder die Ansammlung von Überflüssigem noch das Entschwindenlassen von Wertvollem soll die Lebensenergie Qi schmälern. Das kann sich auf den Darminhalt beziehen und auf Beschwerden wie Verstopfung oder Durchfall. Es steht aber auch in Verbindung mit materiellen und immateriellen Gütern, mit Geiz ebenso wie mit Verschwendungssucht und auch mit Bindungsproblemen in der Partnerschaft.

Probleme des Dickdarmmeridians: zu viel »Input«

Der Dickdarm liebt die Regelmäßigkeit. Wie kein anderes Organ, einmal abgesehen vom Magen, gerät er durch Abweichungen wie eine ungewohnte Umgebung oder einen veränderten Zeitrahmen aus dem Takt. Probleme mit diesem wichtigen Organ hängen daher oft mit einem gestörten Tagesrhythmus und ungesunden Ernährungsgewohnheiten ▸ **siehe Seite 59** zusammen. Beides ist zum Beispiel bei Verdauungsstörungen auf Reisen gelegentlich belastend.

INFO

DER PARTNERMERIDIAN: DIE NIERENLEITBAHN

12 Stunden vor der Dickdarmzeit, also am frühen Abend zwischen 17 und 19 Uhr, hat der Nierenmeridian ▸ **siehe Seite 92** sein energetisches Maximum erreicht, während der Dickdarm jetzt am wenigsten Energie hat. Wenn Sie unter Verdauungsproblemen leiden, so kann das also auch an einer Störung des Nierenmeridians liegen. Beobachten Sie, wie Sie sich nachmittags fühlen – vielleicht müssen Sie eher die entsprechende Schwäche behandeln.

Unser wichtiges Entschlackungsorgan

Dass der Dickdarm Unrat aus dem Körper beseitigt, ist unmittelbar nachzuvollziehen. Wir haben jedoch noch andere Mechanismen, die den Körper »entschlacken« – so nennt die Naturheilkunde das Befreien von Überflüssigem und Giftigem. Doch bei einer Dickdarmstörung funktionieren auch andere Entschlackungsmechanismen nur eingeschränkt. Vor allem die Haut ist es, über die wir mit dem Schweiß überflüssige, vielleicht giftige Substanzen ausscheiden. Sie haben sicherlich schon beobachtet, wie unterschiedlich Ihr Schweiß riechen kann, je nachdem, was Sie zu sich genommen haben. So kann ein Zeichen für die Überlastung, also auch für eine Schwäche des Dickdarms nicht nur morgendliche Verstopfung oder Durchfall sein, sondern auch übel riechender Schweiß und vor allem Hautprobleme, wenn die Poren verstopft sind und die »Abfallstoffe« sich in der Haut ansammeln.

Der Dickdarmmeridian, der von der Lunge in dieser Zeit sein Qi erhält, zieht vom Zeigefinger über die Schulter bis zur Nase. In diesem Verlauf machen sich häufig ebenfalls Blockaden in der Ausscheidung bemerkbar, beispielsweise Zahnprobleme oder die anhaltenden Schwierigkeiten, die man mit einer niemals richtig freien Nase haben kann: wenn man »die Nase voll hat«, sich aber von festgefahrenen Lebenssituationen nicht zu trennen und zu befreien vermag.

INFO

ANZEICHEN FÜR PROBLEME DES DICKDARMMERIDIANS

Dies sind die häufigsten Symptome bei Problemen des Dickdarms:

- Verstopfung, die sich auch am frühen Morgen nicht löst
- Durchfälle
- Bauchschmerzen, Bauchgrummeln und Blähungen

Aus Sicht der TCM hilft die Stärkung des Dickdarms auch bei:

- ständig geschwollener oder sehr trockener Nasenschleimhaut
- Hautproblemen
- Infektanfälligkeit
- Autoimmunerkrankungen

Auf der psychischen Ebene stehen Dickdarmprobleme in Verbindung mit:

- Unfähigkeit, sich aus einer eingefahrenen Lebenssituation zu befreien
- übermäßiger Sparsamkeit, Habgier oder auch Verschwendungssucht
- übermäßigem Reinlichkeitsbedürfnis oder »Messie«-Tendenzen

Wohltuende Leere für den Dickdarm

Nehmen Sie sich ausreichend Zeit und Ruhe für den morgendlichen Gang zur Toilette. Nehmen Sie sich aber auch die Zeit, sich Ihre Gewohnheiten bewusst zu machen:

- Essen Sie oft nebenbei und in Hektik?
- Essen Sie viel Fleisch, Fett, Fastfood?
- Lieben Sie Süßigkeiten?
- Trinken Sie viel Kaffee / Alkohol?
- Rauchen Sie gewohnheitsmäßig?

Schonen Sie einige Tage den Darm, indem Sie auf tierisches Eiweiß und Fertigprodukte sowie auf Koffein, Nikotin und Alkohol verzichten, nur wenig Zucker und Fett verwenden. Stattdessen schwelgen Sie in Gemüse, frischen Salaten, Reis und Vollkorn, geben morgens einen Esslöffel eingeweichte Leinsamen ins Müsli. Bereiten Sie alles schonend zu, essen Sie in Ruhe und ohne Ablenkung. Trinken Sie viel Wasser und Kräutertee!

Zur Belohnung normalisiert sich Ihre Verdauung, Ihre Haut wird reiner und schöner, Ihre Nase ist endlich einmal ganz frei.

Auf Seite 122 finden Sie auch einen Buchtipp zu natürlichen Entschlackungskuren.

Loslassen üben

Dies ist für viele eine große Herausforderung, sind wir es doch gewohnt, immer mehr zu wollen und zu haben. Askese, Fasten und Enthaltsamkeit haben nur geringen Raum im Alltag, sie öffnen jedoch Geist und Seele für Neues: Langeweile und Leere machen uns wieder aufnahmefähig – aus diesem Grund werden bei einer Weinprobe zwischendurch klares Wasser oder neutrales Brot serviert. Leere und Fülle, Yin und Yang, sind in unserem Leben gleich wichtig.

Wenn Sie aus einer festgefahrenen Lebenssituation oder Bindung nicht herauskommen, wenn Sie sich beispielsweise nach einer Trennung oder dem Tod eines Freundes nicht von all dem lösen können, was Sie ihm noch mitteilen wollten: Schreiben Sie einen Brief! Dadurch schaffen Sie Ordnung und Platz für Neues. Sie können den Brief tatsächlich absenden, ihn aber auch verbrennen oder zum Schiffchen gefaltet auf den Fluss setzen. Solche Rituale entlasten, geben Klarheit, Sicherheit und Orientierung.

Auf den folgenden Seiten finden Sie weitere Tipps, um den Dickdarm zu unterstützen. Zur Anwendung ▸ **siehe ab Seite 32**.

INFO

LANGEWEILE

Besonders gut kann man bei Kindern beobachten, wie wichtig gelegentliche Langeweile ist: Werden die Kinder nicht mit Freizeitangeboten oder neuem Spielzeug überschüttet, entwickeln sie oft die wunderbarsten kreativen Ideen.

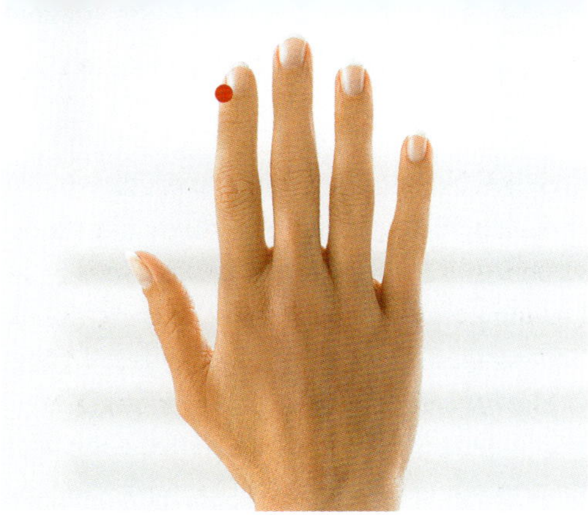

Die Behandlung des Punktes Dickdarm 1 lindert Darmkoliken und Zahnschmerzen.

Akupressur: bei Kolik und Zahnweh

Der Akupunkturpunkt Dickdarm 1 liegt am daumenwärts gelegenen Nagelfalz des Zeigefingers. Wenn Sie ihn mit dem Fingernagel 3 bis 5 Minuten drücken (ohne Bewegung), kann dies bei Zahnschmerzen sowie bei Darmkoliken helfen.

Heilsteine: reinigend, schützend

Als Edelsteinwasser sehr hilfreich, um Ausscheidung und Entschlackung anzuregen: Bergkristall, Biotit, Hämatit, roter Jaspis, Onyx, Rauchquarz und Saphir.

Auf der emotionalen Ebene wirkt der transparente Rutilquarz mit seinen wunderschönen goldenen bis bräunlichen Einschlüssen. Als Wahrheits- und Schutzstein hilft er, sich von der Meinung anderer zu lösen, zur eigenen Wahrheit und eigenen Bestimmung zu finden und auch selbst mehr Aufrichtigkeit anderer zu erfahren.

Schüßler-Salz Nr. 10: ausleitend und erleichternd

Das Salz Natrium sulfuricum D6 regt die Reinigung über den Darm an, hilft Wassereinlagerungen auszuscheiden und reinigt das Bindegewebe. Es reguliert die Darmtätigkeit und kann dazu beitragen, Darm- und Hautpilze zu reduzieren. Es hilft Ihnen, sich leichter mit dem Leben auszusöhnen, eigene Unzulänglichkeiten weniger in den Vordergrund zu stellen und nicht mehr an das unausweichliche negative Schicksal zu glauben.

Homöopathie: Magnesium muriaticum

Ein bewährtes Mittel bei Verstopfung ist Magnesium muriaticum D3, wenn starke Blähungen hinzukommen und der ganze Bauch schmerzhaft gespannt ist.

Heilpflanzen: beruhigend bis anregend

- **Bei Durchfall:** Mehrmals täglich 1 Messerspitze Tormentillawurz-Pulver wirkt bremsend auf die Darmtätigkeit. Ebenso ein Tee aus Heidelbeeren: 3 EL auf ½ Liter Wasser, 10 Minuten köcheln.
- **Verdauungsfördernd:** Von der folgenden Mischung bis zu ½ Teelöffel (bitter!) in einer Tasse überbrühen und vor dem Essen trinken: 20 g Wermut, 20 g Tausendgüldenkraut, 20 g Pomeranzenschalen, 10 g Fieberklee, 10 g Kalmuswurzel, 10 g Enzianwurzel, 10 g Zimtrinde.

Bachblüte Chicory: bei Überfürsorglichkeit

Der Dickdarm ist mit für das Gleichgewicht von Distanz und Nähe zuständig. Verlangen Sie sehr nach Zuneigung und Gesellschaft, opfern sich für Ihre Lieben auf und sind enttäuscht, wenn diese es Ihnen nicht danken? Können Sie andere schlecht gehen lassen, nehmen Sie ungern Abschied und wirft man Ihnen des Öfteren vor, überfürsorglich und betulich zu sein? Chicory, die himmelblau blühende Wegwarte, steht Ihnen beim Loslassen hilfreich zur Seite.

Was dem Dickdarm sonst noch hilft

- **Reinigung zu Tagesbeginn:** Trinken Sie morgens nach dem Zähneputzen in Ruhe mindestens 1 Glas warmes Wasser!
- **Verdauungsfördernde Meridianmassage:** Umschließen Sie einen Ihrer Zeigefinger mit der anderen Hand und reiben ihn fünf Minuten Richtung Nagel: Hier endet der Dickdarmmeridian.
- **Stärkende Bauchmassage:** Im Uhrzeigersinn den Bauch zu massieren, aber auch alle anderen Varianten des »Bauchpinselns« wie zum Beispiel Streicheleinheiten für den Bauch stärken den Dickdarm nachhaltig. Unterstützend wirkt Wärme auf dem Bauchnabel, etwa durch »Handauflegen«, ein kleines warm gemachtes Dinkelspelzkissen oder einen leicht angewärmten Heilstein ▸ siehe Seite 60.
- **Atemübung zur Stärkung des Dickdarms:** Verschließen Sie mit dem rechten Daumen das rechte Nasenloch. Atmen Sie durch das linke Nasenloch langsam ein. Verschließen Sie nun mit Daumen und Zeigefinger beide Nasenlöcher und halten Sie die Luft einige Sekunden an. Atmen Sie dann durchs rechte Nasenloch langsam aus. Nun wechseln Sie die Seite. Das Ganze 14-mal wiederholen.
- **Nasenmassage für eine freie Nase:** Geben Sie vorher ein wenig Schüßler-Salbe Nr. 8 Natrium chloratum auf Ihre Fingerspitzen und massieren Sie sanft mit den Zeigefingern den Bereich um Ihre Nase herum, wie auf dem Bild unten zu sehen: Fahren Sie die im Bild eingezeichneten Linien sanft mit Ihren Fingern nach.

Fahren Sie für die Nasenmassage sanft die eingezeichneten Linien nach.

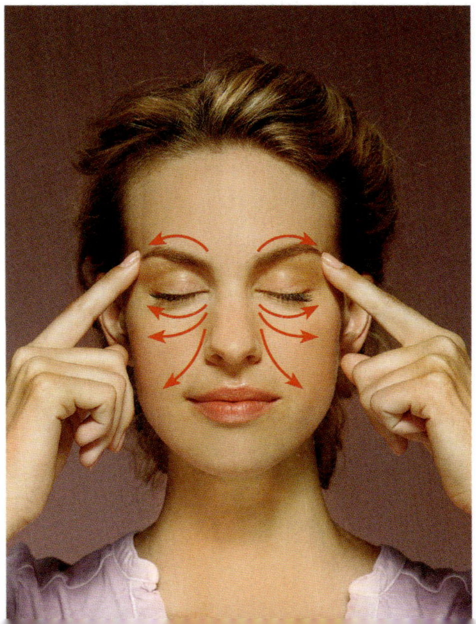

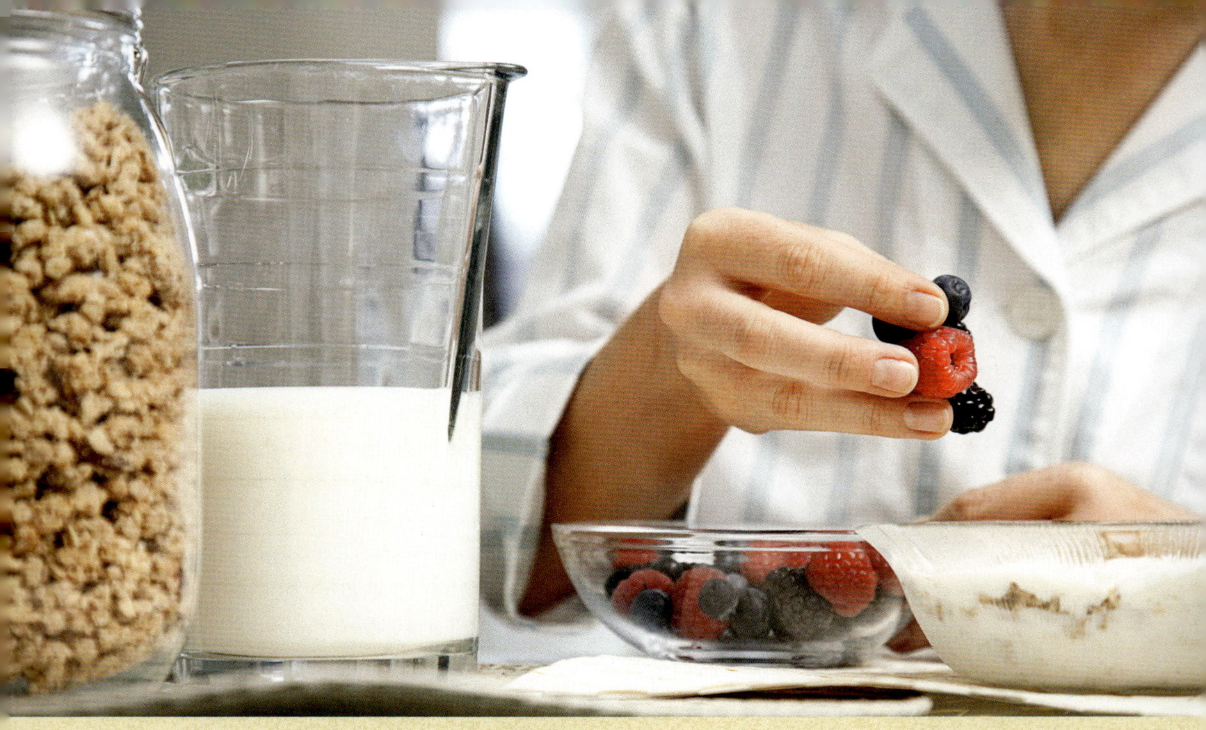

MAGENZEIT (7 BIS 9 UHR): AUFNAHMEBEREITSCHAFT

Morgens um sieben ist die Welt noch in Ordnung? Für viele Menschen, vor allem in Familien mit Kindern, ist es eher eine unruhige und stressige Zeit. Dabei sollten wir in Ruhe unser Frühstück genießen können, denn zwischen sieben und neun Uhr morgens ist unser Organismus aufnahmebereit und kann Nahrung am besten verarbeiten. Aber auch der Geist ist jetzt höchst aufgeschlossen für neues »Futter«, zum Beispiel für angeregte Gespräche am Frühstückstisch oder die Informationen aus Radio und Zeitung.

Aufnehmen und verarbeiten

Wir sind auf »Input« angewiesen: Ohne Essen und Trinken können wir nur kurze Zeit leben, aber auch ohne geistiges Futter und seelische Nahrung leiden wir, denn dann verkümmern der Verstand und die Seele.

Das Frühstück ist ein sehr wichtiger Ruhepol, bevor der Tag so richtig auf Touren kommt. Dabei geht es zum einen um die reichliche Nahrungsaufnahme für den Körper, um Sattwerden und Genuss: Zu dieser Uhrzeit können Verdauung und Stoffwechsel die zugeführten Nährstoffe besonders gut verarbeiten. Zum anderen ist die morgendliche Mahlzeit aber auch eine wichtige Gelegenheit des Zusammenkommens – und damit des Austauschs von Nahrung ganz anderer Art: Gefühle und Informationen.

Nicht nur die Liebe geht durch den Magen

Alles, was wir an Energien aus der Welt aufnehmen, geht durch den Magen. Auch Gefühle, Wissensstoff, Erlebnisse und Erfahrungen müssen erst einmal »geschluckt« werden, ehe sie von unserem Organismus verarbeitet und nutzbar gemacht werden können. Morgens haben wir die meiste Energie, um Sympathien, Antipathien und Aversionen zu verarbeiten. Manches ist so schlecht zu verdauen, dass es uns, im wörtlichen wie im übertragenen Sinne, gleich wieder hochkommt, uns unangenehm aufstößt. Nicht von ungefähr verwenden wir für den Magen und das Mögen zwei Wörter, die eng miteinander verwandt sind, denn wir reagieren oft mit dem Magen, wenn wir eine Person oder eine Information auf der psychischen Ebene nicht schlucken oder nicht verdauen können.

Probleme des Magenmeridians: Überforderung

Die beim Frühstück genährte Lebensfreude und Neugier lassen gleichzeitig auch die Stress- oder Aktivitätshormone ▸ **siehe Seite 16** in einem Maße ansteigen, das dafür sorgt, dass wir frisch und munter in den Tag gehen. Druck, Hetze und Anspannung führen dagegen besonders in der Magenzeit dazu, dass die Stresshormone übermäßig und gesundheitsschädlich ansteigen!
So wie man sich an einer Speise »überessen« kann, so kann dies auch bei anderer schwer

INFO

DER PARTNERMERIDIAN: DIE PERIKARDLEITBAHN

12 Stunden vor beziehungsweise nach der Magenzeit, also abends von 19 bis 21 Uhr, wenn Sie sich zurückziehen und eher für Ihren Seelenfrieden sorgen sollten, ist der Magen am schwächsten und der Herzbeutel (Perikard) am besten mit Qi versorgt. Ausgerechnet jetzt findet bei den meisten die Hauptmahlzeit statt. Verlegen Sie diese doch mehr nach vorn! Bei Störungen des Magens helfen auch Behandlungen der Perikardleitbahn ▸ **siehe ab Seite 98.**

verdaulicher Kost geschehen. Die Informationsflut aus Fernsehen, Internet und der Zeitung überfordert häufig unsere Verarbeitungsfähigkeit. Katastrophenmeldungen in den Medien bringen viele Menschen an die Grenzen ihrer Belastbarkeit. Schon bei den alten chinesischen Ärzten hieß es deswegen, dass zu viel Denken den Magen belaste.
Durch den Druck der Gedanken und zu viel Grübeln verlangsamen sich der Energiefluss, die Verdauung und auch der Stoffwechsel.
Viele neigen dazu, sich und ihren Magen morgens und auch sonst zu überlasten, indem sie zu viel Hektik zulassen und sich der Informationsflut ergeben. Aber auch Konflikte im Alltag können uns belasten und sich in Magenproblemen bemerkbar machen, etwa wenn wir im Beruf zu viel schlucken müssen.
Die Magenleitbahn beginnt unter dem Auge, zieht über die Wange zur Brust, dann über den Unterbauch an der Außenseite der Beine bis zur zweiten Zehe ▸ **siehe Abbildung Seite 35**. Sehr häufig vorkommende Beschwerden auf dieser Strecke sind auf eine Blockade oder Schwäche in dieser Leitbahn

INFO

ANZEICHEN FÜR PROBLEME DES MAGENMERIDIANS

- morgendliche Appetitlosigkeit bis zu Widerwillen gegen Essen
- Völlegefühl, Aufstoßen, Schluckauf, Sodbrennen, Übelkeit und Erbrechen
- Mundgeruch trotz bester Mundpflege
- Magenschleimhautentzündungen, Magengeschwüre

Aus Sicht der TCM hilft die Stärkung des Magens auch bei:

- häufigen Zahnschmerzen, Rhagaden, Aphthen, Zahnfleischbluten
- bei Frauen: Problemen der Brüste wie Brustentzündung in der Stillzeit bis hin zu Eierstockzysten, Ausfluss und Scheidenpilz

Auf der psychischen Ebene stehen Magenprobleme in Verbindung mit:

- zu viel »schwerer Kost« im privaten oder beruflichen Bereich oder über die Medien, die nicht verarbeitet werden kann
- belastenden Problemen, über die man ständig nachgrübelt und für die man keine Lösung findet
- Wut, die kein Ventil findet und »auf den Magen schlägt«
- allgemeiner Erschöpfung
- Trägheit und Melancholie
- ausgeprägten Ekelgefühlen und starken Aversionen

zurückzuführen. Das können Zahnschmerzen sein oder bei Frauen Probleme der Brüste oder der Unterleibsorgane.

Neue Energiereserven für den Magen

Beim Essen nehmen Sie nicht nur Nährstoffe, Mineralien und Vitamine auf, sondern Sie genießen, schmecken, fühlen die Speisen. Nach einem guten Essen fühlen Sie sich satt, »rund« und dennoch mit neuen Kräften versorgt. Wenn Sie dem Essen Ihre volle Aufmerksamkeit schenken, bekommen Sie ein sicheres Gefühl dafür, wann es genug ist. Auch arbeitet Ihr Stoffwechsel dann besser und kann den ganzen Körper optimal mit den lebensnotwendigen Energien und Nährstoffen versorgen.

Genießen nicht vergessen!

Lieben Sie sich und Ihren Körper! In der chinesischen Medizin sind Lebenskraft und Lebensfreude das Wichtigste im Dasein des Menschen. Hinterfragen und Analysieren, Nährstoff- und Kalorientabellen als Grundlage fürs tägliche Essen machen die wenigsten Menschen auf Dauer schlanker und gesünder. Achten Sie auf Ihr Bauchgefühl!

Die Freude am Frühstücken wiederfinden

Um morgens wieder Appetit zu haben und generell das Magen-Qi zu stärken, sollten Sie zunächst abends auf üppige Mahlzeiten verzichten. Außerdem gilt es morgendlichen Stress zu vermeiden und dem Magen leicht verdauliche Kost zuzuführen – am besten gekochte, leicht gewürzte Speisen wie Porridge oder Grießbrei mit Kardamom oder Zimt, Milchreis mit Birnenkompott, ein nicht zu fettes Omelett. Auch getoastetes Vollkornbrot können die meisten Menschen leichter verwerten als ein Müsli mit Obst – das können Sie aber wieder essen, wenn Ihr Magen-Qi nach einigen Wochen der Schonung stärker geworden ist.
Sorgen Sie für Ruhe und genug Zeit am Morgen. Vielleicht stehen Sie 15 Minuten früher auf und gönnen sich eine entspannte Morgenmahlzeit? Dabei tanken Sie Energie für den ganzen Tag.
Im Folgenden finden Sie weitere Tipps, um Ihren Magen zu unterstützen. Alles über die Anwendung der einzelnen Heilverfahren lesen Sie ab Seite 32.

Akupressurpunkt Magen 36: nachhaltig stärkend

In Japan heißt es, man solle mit niemandem auf Wanderschaft gehen, der nicht vorher an diesem Punkt behandelt wurde! Der Punkt liegt eine Handbreit unter der Kniescheibe, seitlich des Schienbeins. Seine Behandlung kräftigt den Magen und den gesamten Körper! Behandeln Sie den Punkt zwischen 7 und 9 Uhr 3 bis 5 Minuten mit der anregenden Technik ▸ **siehe Seite 37**.

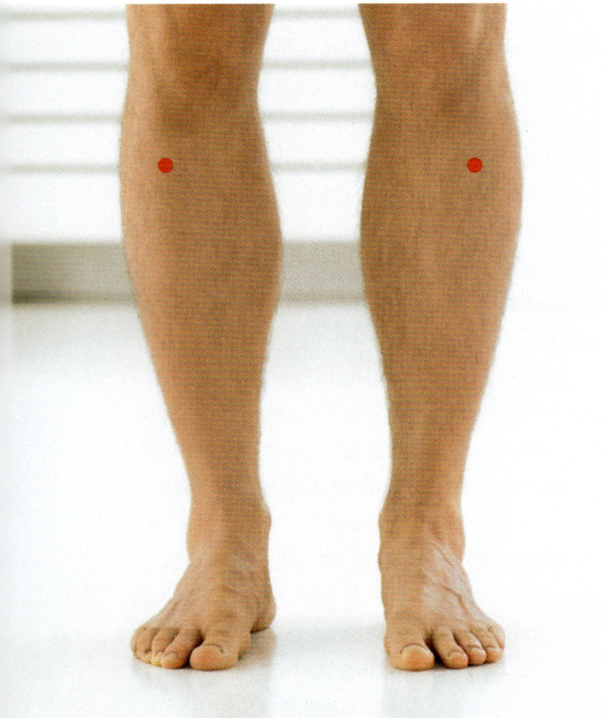

Die anregende Behandlung des Punktes Magen 36 kräftigt den ganzen Körper.

Bernstein und Imperialtopas: wärmend und aktivierend

Der warmgelbe Bernstein, ein fossiles Harz, ist ein sehr alter Heilstein. Er fördert den Stoffwechsel und das Zusammenspiel der Verdauungsorgane, lindert Magenkrämpfe und Bauchschmerzen. Wenn Sie zu einem empfindlichen Magen neigen, tragen Sie doch eine Bernsteinkette, am besten eine lange Kette oder einen einzelnen Stein am Band, die bis hinunter zur Magengegend reichen. Bei gelegentlichen Beschwerden legen Sie einen Stein auf die Magengegend mit einer Wärmflasche darüber. Bernsteinwasser ▸ siehe Seite 40 kräftigt einen Reizmagen.
Der Imperialtopas ist ein gelblicher bis bräunlicher Kristall. Die alten Griechen glaubten, er speichere die Strahlen der Sonne und bringe seinem Träger auf diese Weise Lebensfreude. Der Stein verleiht in der Tat Optimismus, und er bewahrt uns vor einer chronischen Erschöpfung des Magens. Tragen Sie ihn tagsüber und legen Sie ihn nachts unter Ihr Kopfkissen.

Schüßler-Salz Nr. 11: den Willen stärken

Fühlen Sie sich ständig von allem betroffen und für alles zuständig? Können Sie schlecht Nein sagen, weil Ihnen Harmonie über alles geht, und tun Sie deshalb den anderen zuliebe häufig Dinge, die Sie eigentlich gar nicht tun wollen?
»Schlucken« Sie nicht mehr alles, überlegen Sie mehr, was und wen Sie wirklich mögen! Das Schüßler-Salz Silicea D12 festigt Ihren Willen (und Ihr Bindegewebe, was für eine straffe Haut sorgt).

Homöopathische Magen-Apotheke

Zur Einnahme der Mittel siehe ab Seite 41.

- Gegen Übelkeit und Völlegefühl: Nux vomica D4, vor dem Essen einnehmen.

- Gegen Sodbrennen und saures Aufstoßen: Arsenicum album D6, nach dem Essen einnehmen.
- Gegen Sodbrennen und bitteres Aufstoßen: Acidum sulfuricum D3.
- Bei Völlegefühlen, Blähungen und einem allgemeinen Schweregefühl: Carbo vegetabilis D6.

Heilpflanzen: stärkend und lindernd

- **Bei nervösem, stressanfälligem Magen** hilft eine Mischung aus Kamillenblüten, Pfefferminze, Melisse und Schafgarbe zu gleichen Teilen. 2 TL in einer Tasse überbrühen, zugedeckt 10 Minuten ziehen lassen. 3 Tassen pro Tag trinken.
- **Für Selbstbewusstsein und innere Stärke:** Die scharfe Meisterwurz kräftigt den Magen und schützt vor schädlichen äußeren Einflüssen. 2 TL in einer Tasse überbrühen, zugedeckt 10 Minuten ziehen lassen. 3 Tassen pro Tag trinken.
- **Rollkur bei häufigen Magenschmerzen:** Trinken Sie eine große Tasse starken Kamillenblütentee (3 TL Blüten pro Tasse) oder geben Sie in ein Glas warmes Wasser 30 Tropfen Kamillentinktur. Nun legen Sie sich 5 bis 10 Minuten auf den Rücken, dann ebenso lange auf die linke und dann auf die rechte Seite und zum Schluss auf den Bauch. So wird die Magenschleimhaut rundum erreicht. Machen Sie die Kur 3 bis 4 Wochen lang 2-mal täglich.
- **Akutes Sodbrennen:** 3- bis 4-mal täglich 5 ml rohen Kartoffelsaft schluckweise trinken, vor dem Zubettgehen nochmals 10 ml. Oder in Wasser verrührte ultrafeine Heilerde (nach Packungsanleitung anrühren). Beides bekommen Sie zum Beispiel im Reformhaus.

Bachblüte White Chestnut: für innere Ruhe

Diese Blüte ist hilfreich, wenn Ihre Gedanken immer um ein Thema kreisen. Sie können nur schwer abschalten, werden innerlich von Selbstgesprächen geplagt und können sich kaum konzentrieren. Die Blüte hilft Ihnen, geistig zur Ruhe zu kommen.

Was dem Magen sonst noch hilft

- **Morgens in Schwung kommen:** Lassen Sie kräftig die Arme nach hinten schwingen und versuchen Sie, mit den lockeren Fäusten etagenweise alle Regionen Ihres Rückens abzuklopfen.
- **Kräftigendes Frühstück für Gestresste:** Kochen Sie sich ein Porridge aus 40 g Haferflocken, 20 g Butter, etwas gemahlenem Koriander, Zitronensaft und Salz. Rühren Sie Haferflocken und Butter in 250 ml kochendes Wasser, würzen mit Koriander, Zitronensaft und Salz und lassen alles 10 Minuten köcheln. Dazu passen Ei, Sojasauce, geröstete Sonnenblumenkerne oder gemahlener Sesam, frische Kräuter oder Kompott.

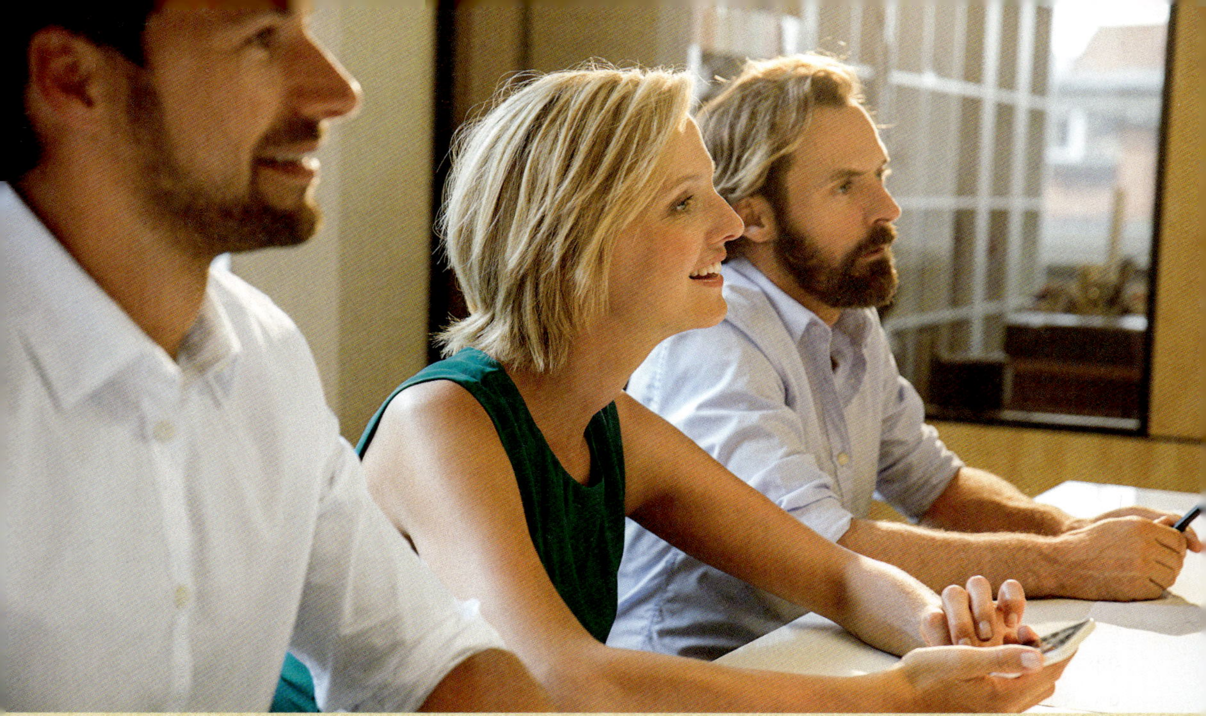

MILZZEIT (9 BIS 11 UHR): STOFFWECHSEL IN AKTION

Wenn Sie vor einer anspruchsvollen Aufgabe stehen, bei der Ihre Geisteskraft sehr stark gefordert sein wird, sollten Sie versuchen, sich am Vormittag während der Milzzeit daranzumachen. Denn um diese Zeit können wir am besten lernen und denken! Wie gut es unserem Organismus gelingt, die Energie dafür bereitzustellen, hängt jedoch unmittelbar mit unseren Ernährungsgewohnheiten zusammen – und damit, wie wir mit all dem geistigen »Input« umgehen, der tagtäglich auf uns einströmt.

Lernen, denken und Neues schaffen

Es ist ein Grundprinzip des menschlichen Daseins, dass wir auf beispiellose Weise dazu in der Lage sind, aus den verschiedensten Stoffen unseren Nutzen zu ziehen.

Wir können uns nicht nur selbst mit den minderwertigsten Nahrungsmitteln zumindest am Leben erhalten, sondern auch aus der schlechtesten geistigen Kost oft etwas Positives gewinnen und das Erfahrene als einen Baustein zu unserem Wissensstand hinzufügen. Unser Organismus ist ein fantastisch effektives Kraftwerk!
In der chinesischen Medizin wird diese Verarbeitung im Stoffwechsel vor allem der Milz zugeschrieben. Aus unserer heutigen Sicht würden wir die Bauchspeicheldrüse (Pankreas) und auch Funktionen des Dünndarms dazuzählen. Sie alle tragen dazu bei, dass wir aus dem Vielerlei von Substanzen und Energien, die wir tagtäglich mit Körper, Geist und Seele aufnehmen, etwas Lebenserhaltendes extrahieren können. Dieser Stoff-Wechsel von fremden zu körpereigenen Substanzen findet Tag und Nacht statt, am effektivsten jedoch in der Zeit zwischen 9 und 11 Uhr vormittags.

Probleme des Milzmeridians: Erschöpfung in der Überfülle

Die unterschiedlichsten Stoffe und Impulse müssen wir tagtäglich aus der Umwelt aufnehmen, um existieren zu können. In früheren Zeiten der Menschheitsgeschichte war dies ein überschaubares Potenzial an »Input«: Man aß, was die Jahreszeiten hergaben. Später konnte man außerdem auf gepökelte, eingeweckte, vergorene oder getrocknete Produkte der Natur zurückgreifen, denn von Beginn an waren die Menschen darauf bedacht, das tägliche Essen zu verfeinern und haltbar zu machen.
Heute ist die Nahrungsmittelindustrie in der Lage, völlig neue Speisen zu erschaffen – sogar mit Zutaten, die gar nichts mit Nahrungsmitteln zu tun haben, etwa auf der Grundlage von Erdöl.
Wenn es zu einer Überlastung mit solchen fremden Stoffen kommt, dann plagen wir uns häufig mit Allergien und Unverträglichkeiten herum. Je nach der zusätzlichen

INFO

DER PARTNERMERIDIAN: DIE LEITBAHN DES DREIFACHERWÄRMERS

12 Stunden vor beziehungsweise nach der Milz-Pankreas-Zeit, also abends zwischen 21 und 23 Uhr, hat der Meridian des Dreifacherwärmers (Sanjiao ▸ **siehe ab Seite 104**) sein energetisches Maximum, zur Milzzeit hingegen führt er am wenigsten Energie mit sich. Sein Zuständigkeitsbereich liegt in der Verteilung der Energien im ganzen Organismus. Es kann also auch an einer energetischen Störung dieses Meridians liegen, wenn Sie vormittags keinen klaren Gedanken fassen können!

Schwachstelle kommt es auch zu Haut- oder Lungenproblemen, zu Verdauungsstörungen oder gar zu lebensbedrohlichen Komplikationen. Auch Stoffwechselerkrankungen können eine Folge der unnatürlichen Ernährung sein, etwa der Typ-2-Diabetes, der im Wesentlichen durch eine »Überfütterung« bei gleichzeitigem Stress und Bewegungsmangel ausgelöst wird.

Zur Überlastung durch unsere Essgewohnheiten kommt noch die Informationsflut aus den Medien, besonders aus dem Internet, die uns typischerweise schon am Vormittag überschwemmt.

Das erste Anzeichen für eine Überlastung kann sein, dass Sie sich vormittags zur Milzzeit matt, benebelt und auch körperlich schwer und gebläht fühlen. Ihre Aufnahmekapazität ist erschöpft, und alles, was Sie jetzt noch zu sich nehmen, ist nur schwerer Ballast, statt Ihnen Energie zu liefern – zum Beispiel die zweite Tasse Kaffee mit Zucker und Schokokeksen zum »Aufmuntern«.

Schweregefühle und Senkungen

Zu viel Ballast, den unser Organismus nicht verarbeiten kann, hat zur Folge, dass unsere Energie nach unten versackt. Es kommt zu Schweregefühlen, aber auch zu tatsächlichen Senkungen (Gebärmutter, Blase) und zu Flüssigkeitsansammlungen in den Beinen – ein häufiges Problem bei einer überwiegend sitzenden oder stehenden Tätigkeit und allgemeinem Bewegungsmangel.

Mitfühlen und Mitleiden

In der Gemeinsamkeit gedeiht persönliches Wachstum. Aber nicht immer ist das, was uns in anderen Menschen begegnet, leicht verdaulich. Oder es ist einfach zu viel, was uns da aufgetischt wird. Nicht nur wenn Sie in einem sozialen Beruf wie Erziehung, Pflege, Beratung arbeiten, auch im Kreis der Familie oder der Freunde kann es manchmal einfach zu viel sein. Vor lauter Grübeln, Mitdenken und Mitfühlen kommt man zu keinem konstruktiven Ergebnis, das einen selbst weiterbringen kann. Auch die körperliche Aktivität schwindet, die Sorgen werden zur riesigen Last, man zieht sich zurück, um regelrecht zu versumpfen und zu versacken.

Beschwerden im Meridianverlauf

Schwächen des Milzmeridians zeigen sich oft in seinem Verlauf von den Großzehen über die Innenseiten der Beine und den Unterbauch bis hoch zu den Flanken: Unterschenkelödeme an der Innenseite der Wade, aber auch Probleme bei Menstruation, Eisprung und generell in der Beckenregion.

So wird Ihr »Kraftwerk« wieder effektiv

Gönnen Sie sich Schonzeiten. Wenn Sie sich überlastet und voll fühlen, sollten Sie nicht noch mehr in sich hineinstopfen. Und das, was Sie an Nahrung zu sich nehmen, sollte gut zu verarbeiten sein.

INFO

ANZEICHEN FÜR PROBLEME DES MILZMERIDIANS

Dies sind die häufigsten Symptome bei Problemen der Milz:

- Erschöpfung am Vormittag zwischen 9 und 11 Uhr, einhergehend mit einem »benebelten« Gefühl und Schweregefühlen
- Allergien, Unverträglichkeiten
- stoffwechselbedingtes Übergewicht, Blähungen, Durchfälle, Verstopfung und Nahrungsmittelunverträglichkeiten
- chronische Stoffwechselerkrankungen wie Typ-2-Diabetes
- Mattigkeit, Erschöpfung, Schlaf- und Konzentrationsstörungen

Aus Sicht der TCM hilft eine Stärkung der Milz auch bei:

- Ödemen vor allem an der Wadeninnenseite, Besenreisern, Krampfadern
- Menstruationsbeschwerden, Vaginalausfluss, Schmerzen beim Eisprung
- Cellulite

Auf der psychischen Ebene stehen Milzprobleme in Verbindung mit:

- Überforderung mit den eigenen Problemen und denen anderer
- Neigung zum Grübeln, wobei man sich immer weiter von einer Lösung entfernt

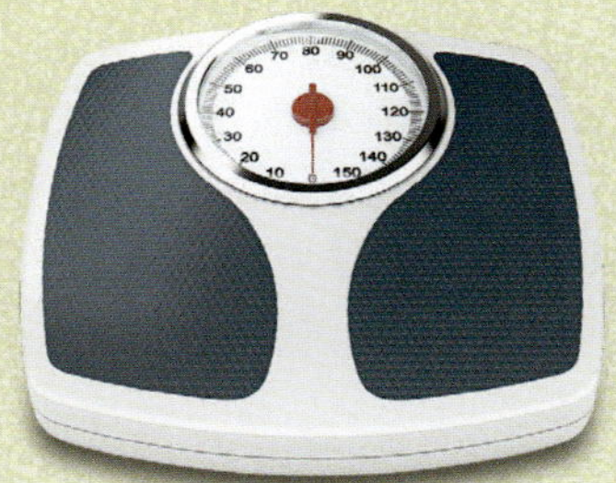

Dass unsere Vorfahren das Feuer zum Garen der Speisen entdeckt haben, war ein großer Schritt in der Entwicklung der Menschheit – so kann unser Körper die Nahrung besser verarbeiten. In China wird Gemüse kurz erhitzt, statt es roh als Salat zu essen, wie es bei uns in Mode ist. Auch Milch wird bei uns in Mengen verzehrt, für die der menschliche Organismus eher im Babyalter ausgelegt ist. Milch, Käse und Co. sind für viele schwierig zu verdauen und verschleimen Körper und Geist. Auch den allgegenwärtigen modernen Weichweizen vertragen viele Menschen nicht gut.

Man kann aber auf fast alles empfindlich oder allergisch reagieren. Darum ist es wichtig, ein wenig in sich hineinzuhorchen: Wenn Sie häufig im Zusammenhang mit dem Essen unter Verdauungsproblemen oder einem benebelten Gefühl leiden, sollten Sie Ihren Speiseplan überdenken! Finden Sie heraus, was und wie viel Ihnen gut tut, was schmeckt und welche Zubereitungsart Ihnen bekommt, statt sich an selbst ernannte Ernährungspäpste, immer neue Diätkonzepte und Nährstofftabellen zu halten! Hier finden Sie nun weitere Tipps, wie Sie Ihre Milz unterstützen können. Zur Anwendung ▸ **siehe auch ab Seite 32.**

Akupressurpunkt Milz 3: stoffwechselanregend

Der Punkt liegt vor dem Großzehengrundgelenk an der Seite des Fußes. Seine Behandlung ist sehr wirkungsvoll bei Stoffwechselstörungen. Reiben Sie ihn in der Milzzeit 3 bis 5 Minuten lang hin und her, bis die Stelle und Ihre Finger warm werden.

Die Behandlung des Punktes Milz 3 regt den Stoffwechsel an und harmonisiert ihn.

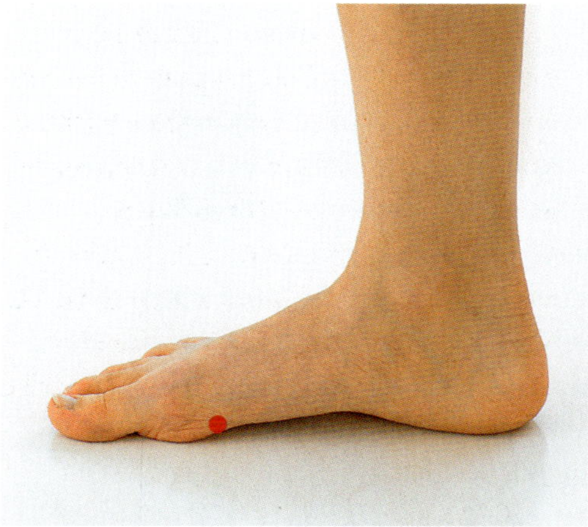

Fluorit, Citrin: anregend und stärkend

Im alten China wurde der Fluorit zum Schutz vor bösen Mächten getragen. Auf körperlicher Ebene haben vor allem gelbe Exemlare eine aktivierende Wirkung auf die Milz. Fluorit unterstützt die Blutreinigung, schenkt Vitalität und Wohlbefinden. Er aktiviert unsere Ausscheidungsfunktionen und wirkt damit letztlich auch immunstärkend. Der leuchtend gelbe Citrin wurde bei uns als Sonnenstein verehrt, der dem Träger Unsterblichkeit verleihen sollte. Im alten Rom trug man ihn als Schutz gegen Neid und Intrigen. Er wirkt stimmungsaufhellend und stärkt sensible Menschen, bewahrt vor Grübeln und Trübsal und zeigt neue Wege auf. Noch ein Tipp: Bergkristall, Biotit, Hämatit, roter Jaspis, Onyx, Rauchquarz und Saphir sind eine ideale Kombination für Wohlbefinden und Schönheit, sie fördern generell Verdauung und Ausscheidung. Lassen Sie sich doch eine Halskette anfertigen.

Schüßler-Salz Nr. 4: entgiftend

Die Entgiftung ist bei einer Schwäche des Milzmeridians und von Milz und Pankreas selbst unzureichend, Schadstoffe lagern sich im Bindegewebe ab. Die Folge sind Schwere- und Stagnationsgefühle. Das Salz Nr. 4 Kalium chloratum D6 wird eingesetzt bei Cellulite, schwachem Bindegewebe, Übergewicht, aber auch Durchblutungsstörungen wie Besenreisern oder Krampfadern.

Heilpflanzen: stärkend und entlastend

- **Bei geistiger Überlastung:** Wenn Grübeln und Sorgen zu Unruhe und Herzrasen führen, hilft Tee aus Passionsblumenkraut. 2 TL in einer Tasse mit kochendem Wasser übergießen, 10 Minuten ziehen lassen, 3-mal täglich 1 Tasse trinken.
- **Bei Cellulite:** Tee aus Ackerschachtelhalm (Zinnkraut, Zubereitung wie oben) entschlackt von »nicht Verdautem«.
- **Bei Bindegewebsschwäche und schweren Beinen:** Sehr bewährt ist die Rosskastanie, die es als Einreibung in der Apotheke gibt. Auch im übertragenen Sinne können die Früchte dieses Baumes fehlende Leichtigkeit beheben.
- **Zur Entlastung, verdauungsfördernd:** Fenchelsamen, Brennnessel-, Rosmarin-, Melissen- und Thymianblätter zu gleichen Teilen mischen, bei Bedarf 2 TL in einer Tasse überbrühen, zugedeckt 15 Minuten ziehen lassen und trinken.

Bachblüte Honeysuckle: Vergangenes loslassen

Wer zum Grübeln neigt, nachtragend ist und sich nur schwer von vergangenen Ereignissen oder Beziehungen lösen kann, für den ist Honeysuckle die Bachblüte der Wahl. Mit ihrer Hilfe nimmt das Interesse an der Gegenwart wieder zu, man kann den Ballast der Vergangenheit loslassen und sich wieder besser konzentrieren.

Was der Milz sonst noch hilft

- **Affirmationen bei Sorgen und Druck:** Liebevoll aufmunternde Worte bringen Gelassenheit und schaffen Vertrauen: »Ich bin ruhig und erledige eins nach dem anderen.« – »Ich nehme die Situation als Herausforderung an.«
- **Konzentrations- und Lernstörungen wegklopfen:** Oft hilft es, mit lockeren Fingern den eigenen Scheitel und die Schläfen zu beklopfen.
- **Beim Essen die Milz stärken:** Nehmen Sie sich Zeit zum Kochen, decken Sie sich den Tisch schön. Stärkend wirkt zum Beispiel eine Hirsesuppe mit Möhren- und Pastinakenwürfeln, die Sie nach dem Kochen mit Olivenöl, Muskat, Pfeffer, Salz und frischen Kräutern würzen. Auch eine klassische Hühnersuppe, gewürzt mit Ginsengwurzel, Thymian und Rosmarin, stärkt und wärmt.
- **Bewusst abschalten:** Beugen Sie dem geistigen »Overload« vor, indem Sie nichts tun, dösen, Musik hören, aus dem Fenster schauen oder mit einem wirklich leichten Roman »auf Reisen gehen«. Planen Sie bewusst Leere-Zeiten in Ihren Tag ein.
- **Warme Farben:** Gelb- und Brauntöne unterstützen Milz und Magen. Tragen Sie oft Kleidung in Erdfarben. Verwenden Sie Essgeschirr und Tischwäsche in Goldgelb bis Braun. Hängen Sie in der Küche ein Bild von einem wogenden Weizenfeld oder Ähnlichem auf.

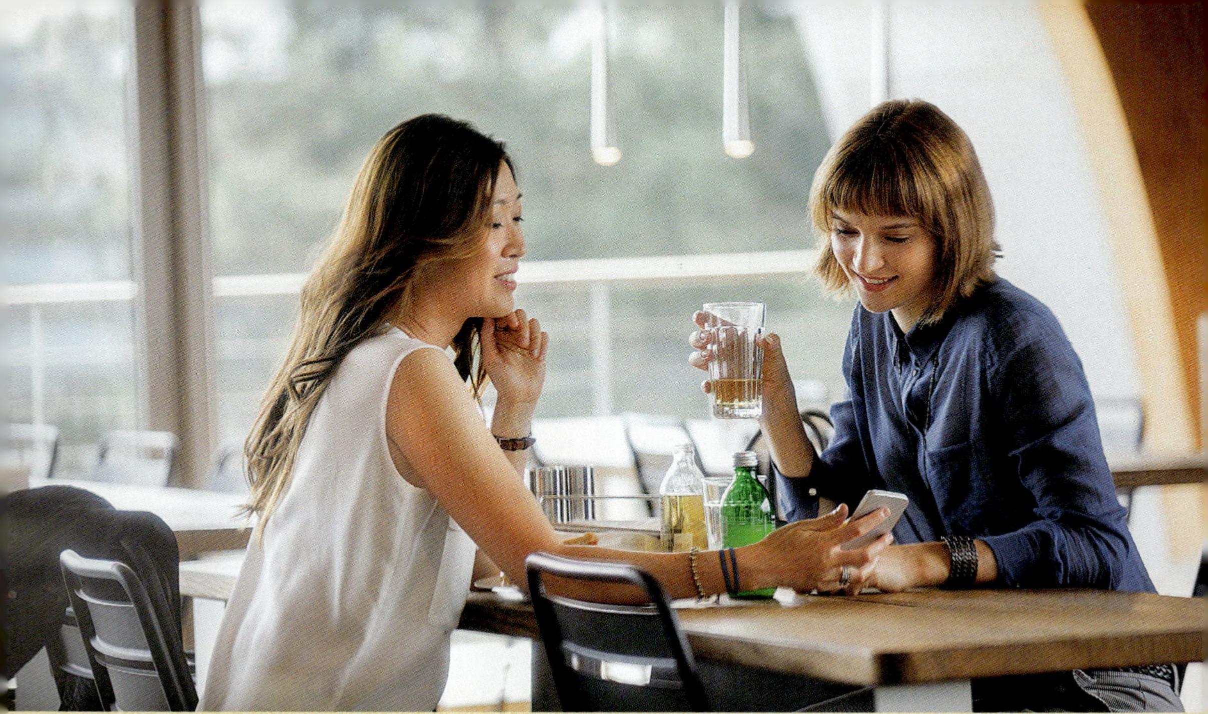

HERZZEIT (11 BIS 13 UHR): SONNIGE LEBENSFREUDE

Es ist Mittagszeit. Die Sonne hat ihren Zenit erreicht, es sind die hellsten Stunden des Tages und auch die wärmsten. Im Lauf des Vormittags, zur Zeit der besten Konzentrationsfähigkeit, haben wir schon einen bedeutenden Teil unseres Aufgabenpensums geschafft. Nicht nur in südlichen Gefilden trifft man sich nun, setzt sich zusammen und lässt die Arbeit ein wenig beiseite – vielleicht bei einem guten, aber nicht belastenden Essen, einem Gläschen Wein … und das Ganze auch gern unter freiem Himmel oder im Schatten der Bäume.

Zur sonnigen Mittagszeit holen wir Luft, tauschen uns leichten Herzens aus und tanken auf für den Rest unserer Tagesaktivitäten. Wer sich diese erholsame, aber auch kommunikative Pause gönnt, holt mehr aus seinem Tag heraus als derjenige, der durcharbeitet, »um Zeit zu sparen«.

Sich öffnen und mit anderen kommunizieren

Wenn wir »entflammt« sind, von Herzen die Welt, alle anderen Menschen und natürlich unseren Liebsten umarmen und mit ihm die wunderbarsten Neuigkeiten austauschen möchten, ist dies der unmittelbare Ausdruck unserer Herzenergie. Der Herzmeridian lädt uns dazu ein, uns zu öffnen, mit anderen in Kontakt zu treten: Er verläuft an der Innenseite des Unterarms von der Achselhöhle zum kleinen Finger ▸ **siehe Seite 35**, und er zeigt nach vorn, so als wollte er die Welt willkommen heißen.

In unserer Sprache verbinden wir das Herz erst in neuerer Zeit mit dem Pumporgan in der Brust. Herzlichkeit, Herzensfeuer, Herzensflamme, Herzblut: Das beschreibt die Vorstellung der chinesischen Ärzte von diesem Organ.

Herzenskraft ist eine Sache von Gegenseitigkeit!

Mit unseren Worten, Gesten und unserer Ausstrahlung erreichen wir die anderen Menschen und tauschen uns mit ihnen aus. Wir geben unsere Gedanken und Gefühle preis, so wie es auch die anderen tun, wenn wir Gemeinsamkeit, Freundschaft, Zuneigung und Liebe pflegen. Wir verstehen uns gegenseitig, wir verwenden dieselben Begriffe und Vorstellungen, lachen miteinander und stellen irgendwann fest, dass wir »auf einer Wellenlänge sind«, und das ist die Grundlage für Freundschaft und Liebe.

Sicher haben auch Sie schon die Erfahrung gemacht: Je mehr man gibt, desto mehr kommt auch wieder zurück, schließlich ist Geben seliger denn Nehmen. Man darf nur nicht damit rechnen und darauf spekulieren. Das Herz ist nicht berechnend und kalkulierend, es ist durch Selbstlosigkeit und Absichtslosigkeit geprägt. Liebe und auch Freundschaft will nicht besitzen. Geht sie in das Verlangen nach Besitztum über, ist sie bereits vorbei.

INFO

DER PARTNERMERIDIAN: DIE GALLENBLASENLEITBAHN

12 Stunden vor beziehungsweise nach der Herzzeit, also nachts von 23 bis 1 Uhr, hat der Gallenblasenmeridian (▸ **siehe ab Seite 110**) sein energetisches Maximum erreicht. Die Gallenblase reguliert unter anderem den »Takt«, das Handeln zur richtigen Zeit. Dazu gehören auch das Kommunizieren und das Sich-Öffnen gegenüber anderen Menschen. Es kann also auch an einer energetischen Disharmonie dieses Meridians liegen, wenn Sie sich in der Mittagszeit besonders müde und erschöpft fühlen.

Probleme des Herzmeridians: Erlöschen des Feuers

Wenn Sie zur Mittagszeit keine Lust auf den Austausch mit anderen und auf eine genießerische Pause haben, so hat sich die Herzensenergie in Ihrer Herzleitbahn zurückgezogen. Das Feuer fehlt.

Der Grund dafür ist häufig, dass das Feuer zu stark gelodert hat. Die wunderschöne, berauschende Energie des Herzens birgt auch Gefahren: Allzu schnell kann man sich verausgaben, gerade auf der dauernden Suche nach dem extremen Glücksgefühl, das man auf Dauer erhalten will. Dieses Glück ist jedoch nur ein Höhepunkt, der schnell vorüber ist. Jetzt könnten wir die lange Phase von Wärme und emotionaler Behaglichkeit, Gesundheit und Wohlbefinden genießen. Doch die nicht endende Jagd nach dem absoluten Hochgefühl führt letztlich zu einer Verausgabung des Herzblutes – ziellos und ohne Visionen bewegt man sich gar nicht mehr und zieht sich in sein Schneckenhaus zurück.

Aber auch Kummer und Sorgen, Enttäuschungen und Verletzungen, mit denen unser Herz voll ist, ersticken das Herzfeuer und hindern uns am lebendigen Austausch mit anderen. Ohne Herzensfeuer macht das Leben keine Freude mehr, weder andere Menschen, das Am-Leben-Sein noch mate-

INFO

ANZEICHEN FÜR PROBLEME DES HERZMERIDIANS

Dies sind die häufigsten Symptome bei Problemen des Herzens:

- Lustlosigkeit (auf Aktivitäten und Kommunikation), Müdigkeit und Erschöpfung zur Mittagszeit
- Unruhezustände und Herzrasen
- Herzschwäche mit Kältegefühlen, vor allem kalten Händen
- Konzentrationsstörungen, Vergesslichkeit, Schlafstörungen
- Lampenfieber
- Achselschweiß, feuchte Handflächen

Auf der psychischen Ebene stehen Herzprobleme in Verbindung mit:

- der ewigen, nie abgeschlossenen Suche oder gar Gier nach Glück
- Rückzug von menschlicher Gesellschaft
- Verschlossenheit und mangelndem Austausch mit anderen
- Kälte, Emotionslosigkeit und Verbitterung
- latenter Freudlosigkeit und ständiger Unzufriedenheit

rielle Güter lassen das versteinerte Herz aufblühen. Farblos und grau ist die Welt, wenn das Lebensfeuer nur noch glimmt.

Kommunikationsprobleme

Kein Mensch weiß, was der andere denkt. Wir können es nur erahnen, erspüren aus dem, was er bewusst oder unbewusst mitteilt. Selbst wenn wir etwas von uns erzählen, geben wir von unseren Gedanken und Gefühlen meist nur so viel preis, wie der andere erfahren soll. Doch miteinander zu sprechen ist so wichtig, um uns zu verständigen! In den vielen Jahren meiner Praxis habe ich es mit vielen Beziehungen zu tun gehabt, in denen die Menschen krank geworden waren, weil sie sich nicht mehr mit ihrem Partner, ihren Kindern oder ihren Eltern unterhielten! Einige gingen jahrzehntelang davon aus, dem anderen sei ohnehin bewusst, womit er störte oder verletzte.
Manchmal öffnete sich das Herz – und der Mund – erst auf dem Sterbebett ...
Aus solch blockierter Herzenergie können sich sogar lebensbedrohliche Störungen wie eine Angina Pectoris oder ein Herzinfarkt entwickeln.

Nähren Sie Ihr Herzensfeuer!

Ist die Herzenergie schwach, gibt es zwei Quellen, aus denen Sie wieder Wärme und Freude schöpfen können: Ihre Liebe und die der anderen Menschen! Gönnen Sie sich öfter ein schönes Mittagessen im Kreis guter Kollegen oder mit Ihrem Liebsten. Gehen Sie auch mal wieder gemeinsam tanzen! Machen Sie sich bewusst, dass Sie als einzigartiger, wertvoller Mensch und Ihre Zuneigung von unschätzbarem Wert sind für die Menschen in Ihrer Umgebung. Suchen Sie den Kontakt mit anderen, ob in der Arbeit, in Gruppen, in der Religiosität oder in gemeinnützigen sozialen Tätigkeiten.
Es gibt auch, wie Sie nun lesen, Hilfsmittel auf diesem nicht immer einfachen Weg. Zur Anwendung ▸ **siehe auch ab Seite 32.**

Akupressurpunkt Herz 8: beruhigend und kräftigend

Der Punkt Herz 8 liegt seitlich der Mitte der Handfläche. Er ist sehr wirkungsvoll bei Unruhezuständen und Schlafstörungen, sodass wir wieder mehr Kraft haben auf unserem

Der Punkt Herz 8 will mit der beruhigenden Akupressurtechnik behandelt werden.

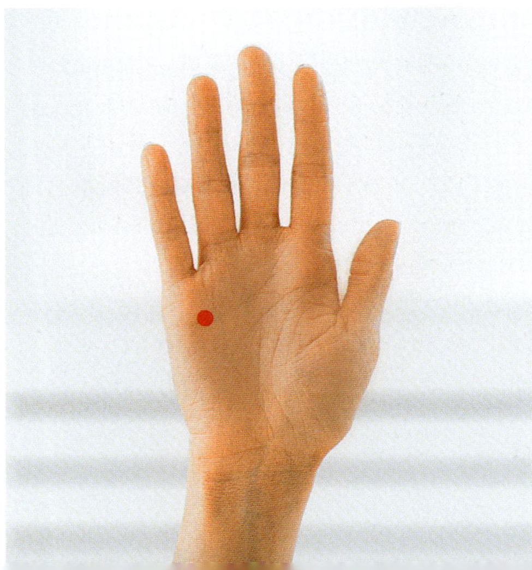

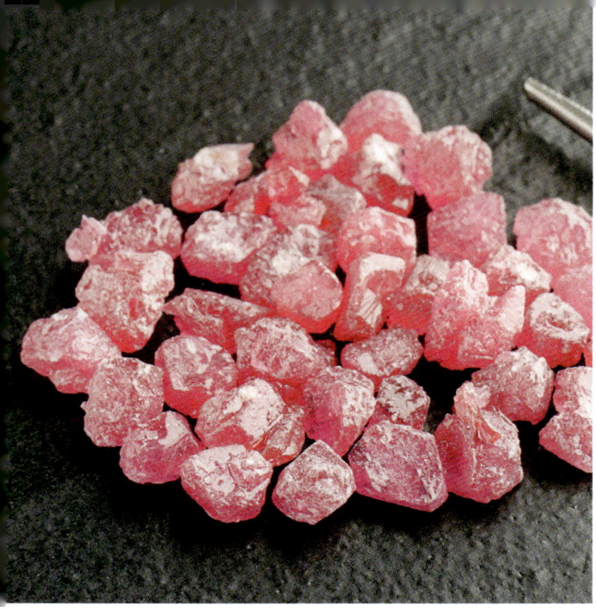

Wie Tropfen aus dem heißen Herzblut der Erde wirken diese Rohrubine.

Weg zu mehr Herzenergie. Massieren Sie den Punkt 3 bis 5 Minuten lang mit dem Daumen der anderen Hand mit der beruhigenden Technik ▸ siehe Seite 37 – am besten zwischen 11 und 13 Uhr.

Rubin und Diamant: für ein leuchtendes Herzensfeuer

Gleich vorweg: Rubine und Diamanten in Form von Rohkristallen sind gut erschwinglich! Die reinsten und klarsten werden natürlich für den Schliff verwendet, aber auch unter den »wilden Schönheiten« finden Sie Stücke von guter Qualität.

Früher hielt man Rubine für geronnenes Blut der Erde, die Verkörperung von Urkräften. Als Herzensstein der Liebenden sowie auf körperlicher Ebene ist der Rubin ein Heilstein für das Herz. Er wirkt ausgleichend auf die Herzkraft und den Blutdruck. Ebenso unterstützt er die Bildung und die Zirkulation des Blutes.

So klar und rein wie ein Diamant sollte unser Herz sein. Der Stein reflektiert die Sonnenstrahlen, im Dunklen kann er nicht leuchten. Er hilft Ihnen, Ihre Herzenskraft strahlen zu lassen. Je mehr Sie ausstrahlen, desto mehr bekommen Sie auch zurück. Der Diamant verkörpert die reinste Energie und die bedingungslose Liebe.

Legen Sie einen Stein auf das Energiezentrum (Herzchakra) in der Mitte der Brust, tragen Sie ihn als Ring am kleinen Finger oder legen den Stein auf das »dritte Auge« zwischen den Augenbrauen.

Schüßler-Salz Nr. 7: sich selbst annehmen und sich vertrauen

Wenn Sie oft zweifeln, ob Sie einer Aufgabe gewachsen sind, gibt das Salz Magnesium phosphoricum D6 Ihnen Selbstvertrauen. Ebenso hilft es Ihnen bei Versagensangst und dem latenten Gefühl, nie etwas perfekt oder angemessen tun zu können. Die Nr. 7 gibt Mut zur Lücke – und die Zuversicht, das Leben so gut wie möglich bewältigen zu können. Heißhunger auf Schokolade ist übrigens ein deutliches Zeichen, dass das Salz Nr. 7 zu Ihnen passen könnte. Als Heiße 7 (10 Tabletten in warmem Wasser lösen) wirkt es entkrampfend und entspannend.

Heilpflanzen: erhellend und wärmend

- **Zur Stimmungsaufhellung:** Johanniskraut blüht zur Sommersonnenwende, wenn die Tage am längsten sind. So wie sich das Öl in den Blättern und Blüten durch das Licht der Sonne kräftig rot färbt, bringt Johanniskraut Licht in trübe Gedanken. Die Urtinktur hilft, über längere Zeit eingenommen, gut bei leichten Depressionen. Johanniskraut erhöht die Lichtempfindlichkeit, ob äußerlich oder innerlich angewandt. Sorgen Sie daher besonders für Sonnenschutz (lange Kleidung, Sonnenbrille).
- **Kreislaufanregend:** Rosmarin bringt wieder Feuer ins Leben. Überbrühen Sie 1 TL getrocknetes oder 1 EL frisches Kraut in einer Tasse mit Wasser, lassen Sie den Aufguss 15 Minuten lang ziehen und trinken Sie den Tee zur Mittagszeit. Auch ein warmes Fußbad mit 5 Tropfen ätherischem Rosmarinöl wirkt belebend.
- **Zur Stärkung der Herzenskraft:** Trinken Sie mittags eine Tasse Tee aus der folgenden Mischung: 30 g Weißdornblüten, 15 g Ingwerwurzel, 15 g Rosmarinblätter, 20 g Kardamomfrüchte, 25 g Eisenkrautblüten (Zubereitung wie Rosmarintee).
- **Wärmend:** Gegen die bei einer Herzschwäche oft auftretenden Kältegefühle hilft Zimt als Gewürz im täglichen Essen, etwa in Süßspeisen, Reisgerichten und herzhaften Saucen.

Bachblüte Wild Rose: wider die Resignation

Sie verspüren einen Mangel an Lebensfreude und eine tiefe Hoffnungslosigkeit hat von Ihnen Besitz ergriffen? Sie fühlen sich von den eigenen Emotionen wie abgeschnitten und finden keinen Weg, Ihre Lage zu verbessern? Wild Rose hilft Ihnen, den ersten Schritt zu tun, Ihr Schicksal wieder in die Hand zu nehmen und Ihre Herzensenergie zu aktivieren.

Was dem Herz sonst noch hilft

- **Finger-Meridianmassage hellt die Stimmung auf:** Umschließen Sie einen Ihrer kleinen Finger mit der anderen Hand und reiben 5 Minuten Richtung Nagel, wo der Herzmeridian endet.
- **Qigong-Übung für mehr Herzenskraft:** Sie stehen aufrecht und strecken die Hände mit angewinkelten Ellbogen zum Himmel. Atmen Sie tief ein und aus. Führen Sie die Hände vor den Brustkorb und öffnen sie wie eine Schale nach oben. Senken Sie die Hände mit dem Ausatmen nach unten bis zum Unterbauch.
- **Rot stärkt das Herz:** Die Farbe Rot unterstützt das Herz (ebenso wie Perikard, Dreifacherwärmer und Dünndarm). Rote Halstücher, Pullover, Unterwäsche oder Bettwäsche und rotes Essen wie Kirschen und Paprika liefern »feurige« Energie. Ein zu heißes, unruhiges Herz dagegen kühlt ein bitterer Espresso nach dem Essen.

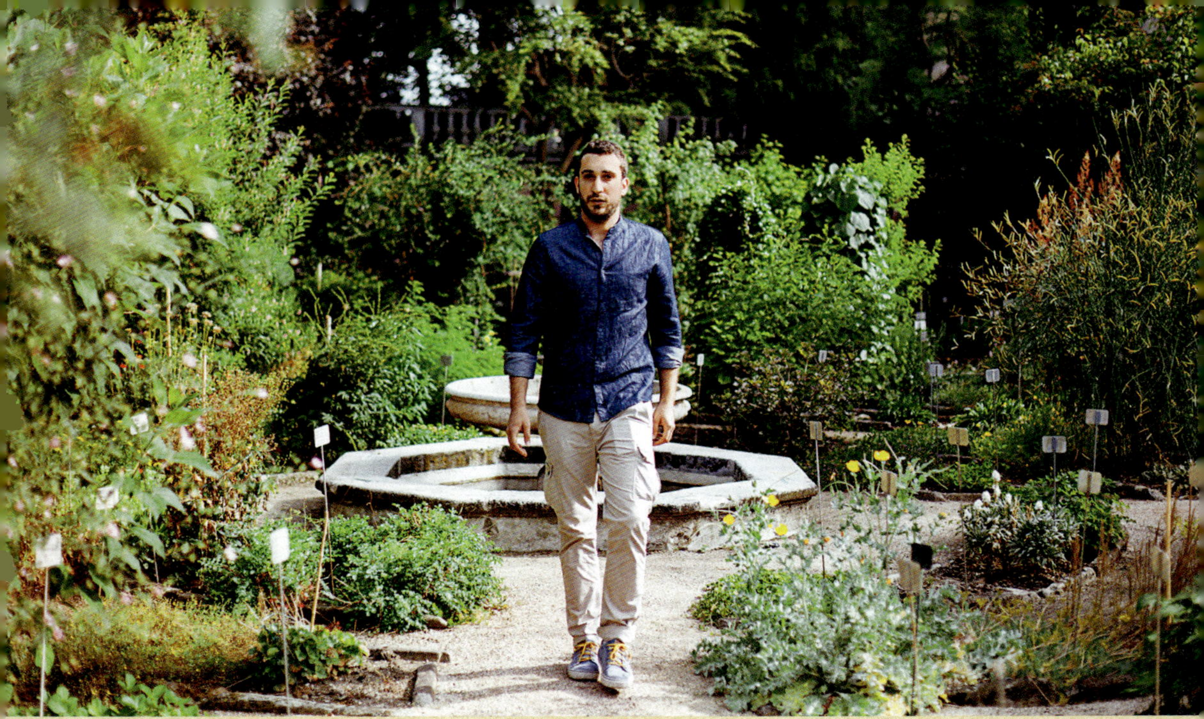

DÜNNDARMZEIT (13 BIS 15 UHR): VERDAUEN UND SORTIEREN

Jetzt, am frühen Nachmittag, sind unsere Produktivität und unsere Leistungsfähigkeit am niedrigsten. Jetzt ist Zeit zum Reflektieren über das, was wir im Lauf des Tages bereits geschafft haben (Magen und Milz) und erlebt haben (Herz). Diese Ereignisse und Eindrücke können jetzt sortiert und eingeordnet werden. Gleichzeitig begutachtet und verarbeitet der Organismus die Nährstoffe aus dem Mittagessen. Der Dünndarm ist der »große Sortierer«, denn er hilft uns dabei, Wichtiges von Unwichtigem zu trennen.

Wertigkeiten und Bauchgefühl

Bei Entscheidungen helfen uns nicht immer nur Vernunftargumente. Wichtig ist, dass wir mit unserem Herzen, mit Begeisterung hinter unserer Entscheidung stehen. Die

Vernunft hilft deshalb so selten weiter, weil es für alles ein Pro und ein Kontra gibt.
Der Dünndarm kennt dieses vernunftbetonte Abwägen nicht: Er trennt Reines und Gutes von Trübem und Schlechtem. Das Gute wandert zur Milz, das Allerfeinste und Beste zum Herzen. Das Unreine, nicht Verwertbare hingegen geht zum Dickdarm und zur Blase und verlässt anschließend auf diesen Wegen den Körper.
Unser Körper und unser Geist können die vielfältigsten Arten von Nahrung verdauen. Dennoch sollten wir uns grundsätzlich entscheiden, was wir zu uns nehmen, auch im übertragenen Sinne. Sonst überlasten wir den Dünndarm in seiner Sortierarbeit, und Körper und Geist bekommen nicht mehr genug von der nötigen Nahrung.

Probleme des Dünndarmmeridians: Lustlosigkeit und Kälte

Vor der Meridianzeit des Dünndarms liegt die Zeit des Herzens. Eine Schwäche der Herzenskraft setzt sich oft im Dünndarm fort, der dann in seiner wichtigen Funktion als körperlicher, geistiger und seelischer Filter beeinträchtigt ist – umso mehr, wenn wir ihm zu viel Unverdauliches in Form von Essen oder geistigen Eindrücken und Reizen zumuten. Eine allgemeine Lust- und Freudlosigkeit, das Gefühl von Leere und emotionaler Kälte durch ein zu schwaches Herzensfeuer macht Entscheidungen schwierig: Es fehlt an Herzensqualität, Begeisterung, Freude am Schönen.
Das Herzfeuer kann aber auch zu stark lodern. Über den Dünndarm gelangt die Hitze dann zur Blasenleitbahn, was etwa bei der sogenannten Honeymoon-Zystitis der Fall ist, einer heftigen Blasenreizung bei sehr ausgeprägter Freude und Verliebtheit!
Da der Dünndarmmeridian an der Außenseite des Unterarms über die Schulter zum Ohr verläuft, kann sich eine Schwäche auch in Schultersteifigkeit, Nackenschmerzen oder Hörproblemen äußern.

INFO

DER PARTNERMERIDIAN: DIE LEBERLEITBAHN

12 Stunden vor beziehungsweise nach der Dünndarmzeit, also in der tiefsten Nacht zwischen 1 und 3 Uhr, hat der Lebermeridian ▸ **siehe ab Seite 116** sein energetisches Maximum, zur Organzeit des Dünndarms hingegen führt er am wenigsten Energie mit sich. Es kann also auch an einer energetischen Disharmonie des Lebermeridians liegen, wenn Sie zur Dünndarmzeit übermäßig müde sind oder auch wie aufgedreht bis zur völligen Erschöpfung weiterarbeiten.

INFO

ANZEICHEN FÜR PROBLEME DES DÜNNDARMMERIDIANS

Dies sind die häufigsten Symptome bei Problemen des Dünndarms:

- Mattigkeit oder überdrehte Rastlosigkeit zwischen 13 und 15 Uhr
- Durchfälle, Blähungen und Darmgeräusche
- Schwierigkeiten und Schmerzen beim Wasserlassen
- Aphthen im Mund, die besonders bei seelischem Stress auftreten, insbesondere im Zusammenhang mit Herzensangelegenheiten
- Unruhe und Rastlosigkeit bis zur völligen Erschöpfung

Aus Sicht der TCM hilft die Stärkung des Dünndarms auch bei:

- Schultersteifigkeit (Rückseite) und Nackenschmerzen
- Hörproblemen beim Zuhören und bei der Unterscheidung von Lauten

Auf psychischer Ebene stehen Dünndarmprobleme in Verbindung mit:

- Unsicherheit bei Entscheidungen
- ... und in moralischen Fragen

Erfüllen Sie Ihre wahren Bedürfnisse

Unsere Entscheidungen sind stark durch Gefühle geprägt, mehr, als viele glauben. Bei tagtäglichen Entscheidungen wie bei Lebensfragen sollte ausschlaggebend sein: Gefällt es mir? Stehe ich dahinter? Ist es wertvoll für mich? Und vor allem: Ist es schön und gut? Die letzte Frage ist gerade in Sachen Ernährung wichtig: Aus Sicht der chinesischen Medizin stärken Aromen und die damit verbundenen Gefühle Lebensfreude und Lebenskraft. Essen soll satt machen und gut schmecken. Jedoch wird diese einfache Strategie heute zunehmend überdeckt vom Streit um das richtige Essen, der oft mehr mit Glauben als mit Wissen zu tun hat. Was uns weiterhilft, ist unser Bauchgefühl: Wie bekommt mir das Essen, wie fühle ich mich danach? Hilfreich beim Sortieren und Prüfen ist eine Siesta von 20 bis 30 Minuten, die Studien zufolge auch wahre Wunder fürs Immunsystem bewirken kann! Ebenso günstig wirkt ein Spaziergang in der Natur. Auch auf der geistigen Ebene sollten Sie entscheiden, welche Energien Sie aufnehmen, mit welchen Wertvorstellungen Sie sich auseinandersetzen möchten. Analysieren Sie gründlich, aber überlassen Sie Ihrem Herzen das letzte Wort, auch wenn es mal eine überraschende Richtung einschlagen will.

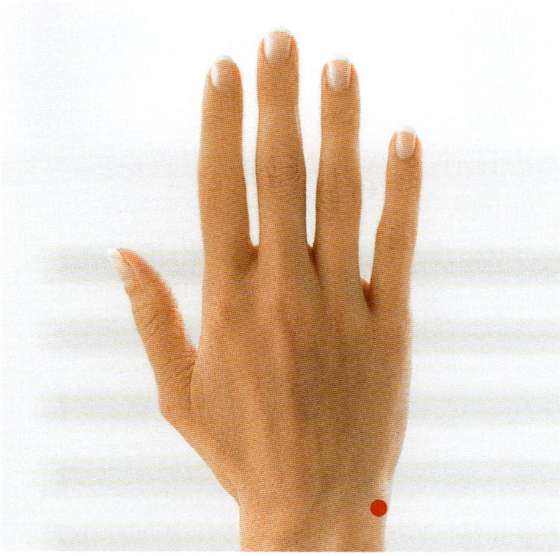

Die dynamische Behandlung des Punktes Dünndarm 5 wärmt und kräftigt uns.

Hier finden Sie weitere Tipps, um den Dünndarm zu unterstützen. Zur Anwendung ▸ **siehe auch ab Seite 32.**

Akupressurpunkt Dünndarm 5: wärmend und stärkend

Der Punkt heißt »Yang-Tal«, was bereits auf seine wärmende Wirkung hinweist. Er liegt an der Außenseite des Handgelenks und ist sehr wirkungsvoll bei Kälte- und Schwächezuständen, gerade um die Mittagszeit. Reiben Sie ihn für 3 bis 5 Minuten mit dem Zeigefinger der anderen Hand warm.

Granat und Achat: klärend

Der dunkelrote Granat, auch als »glühender Stein« bezeichnet, lässt das Feuer der Liebe und Freundschaft brennen. Er hilft uns, unsere Partnerschaft durch schwere Phasen zu führen, aber auch, unsere wahren Freunde zu finden. Der Granat unterstützt uns nicht nur bei der Selbstfindung, sondern er fördert auch unsere Entscheidungsfreudigkeit. Was ist wichtig im Leben, wovon oder von wem sollte ich mich trennen? Der Granat hilft dabei, Prioritäten zu setzen und ihnen konsequent zu folgen.

Achate entstehen beim Abkühlen der Lava nach einem Vulkanausbruch. Sie kommen direkt aus dem Inneren der Erde, daher ihre tief greifende Heilwirkung. Gerade dem roten Achat schreibt man keimtötende Eigenschaften zu: Als Edelsteinwasser getrunken, können seine Energien hilfreich sein bei gereiztem Darm. Allgemein wirkt er regulierend und entblähend auf die Verdauung.

Schüßler-Salz Nr. 6: für sich eintreten

Falls Ihre ständigen emotionalen Begleiter Ärger, Selbstverleugnung und sklavisches Erfüllen der Erwartungen anderer sind, dann hilft Ihnen das Salz Kalium sulfuricum D6. Es unterstützt Sie dabei, Ihr eigenes Leben zu leben, Ihre Ansichten zu äußern und Ihre Vorstellungen auch durchzusetzen. Im Gesicht ist bei Bedarf am Salz Nr. 6 oft eine Pigmentstörung zu beobachten: bräunlich gelbe Pigmentflecken oder mehr und dunkler werdende Altersflecken. Länger eingenommen wirkt es reinigend und klärend.

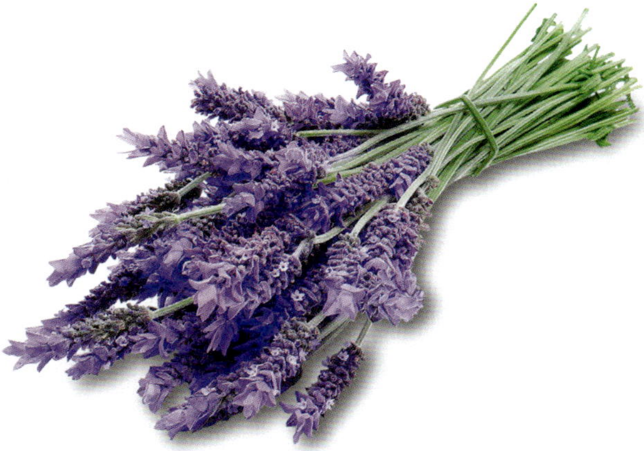

Heilpflanzen: beruhigend und klärend

- **Zur Stärkung des Nervensystems:** Lavendel wirkt beruhigend, er ist eine große Seelenpflanze, die in der heutigen stressigen Welt zur Stärkung des Nervensystems sehr wichtig ist Die lilablau blühende Duftpflanze des Hochsommers mit ihrem klaren Aroma wirkt beruhigend auf das Sonnengeflecht (Solarplexus), dieses wichtige Netzwerk in unserem Nervensystem, das die Verdauung und auch unser »Bauchgefühl« steuert. Für einen Tee überbrühen Sie 1 TL Lavendelblüten in einer Tasse und lassen das Ganze zugedeckt (!) 10 Minuten ziehen. Auch ein Lavendelbad mit 5 Tropfen ätherischem Lavendelöl in Sahne oder Honig gelöst wirkt herrlich entspannend und klärt den Geist. Und schließlich: So wie Lavendelsäckchen im Kleiderschrank für erfrischende Sauberkeit sorgen, so wirken kleine Duftkissen im Bett für erquickenden Schlaf, vertreiben wirre Träume und lassen uns mit klarem Kopf erwachen.
- **Bei Reizblase:** Im Verlauf von emotionalen Ausnahmezuständen kann eine Teemischung aus Johanniskraut, Baldrian und Hopfenblüten (zu gleichen Teilen) helfen. Überbrühen Sie 2 TL der Mischung in einer Tasse, lassen den Aufguss zugedeckt 15 Minuten ziehen und trinken mehrmals täglich eine solche Tasse Tee.
- **Zur Förderung der Verdauung:** Auch Kaffee ist eine – sparsam zu dosierende – Heilpflanze. Ein bitterer Espresso nach dem Essen in angenehmer Atmosphäre unterstützt den Dünndarm.

Bachblüte Wild Oat: eine klare Linie finden

Sie haben viele Möglichkeiten und Talente, finden aber keine befriedigende Tätigkeit. Daher fangen Sie immer wieder etwas Neues an, doch jede Begeisterung verfliegt schnell. Dadurch fühlen Sie sich unsicher und mutlos. Sie haben Ihre Lebensaufgabe noch nicht gefunden. Immer wieder vermeiden Sie es, sich innerlich festzulegen.
Die Bachblüte Wild Oat hilft Ihnen dabei, sich für einen Weg zu entscheiden und ihn, einmal eingeschlagen, auch mit ganzer Kraft, mit Begeisterung und vollem Engagement zu gehen – ohne das Bedauern, dafür vielleicht andere verlockende Möglichkeiten aufgegeben zu haben.

TIPP

FÜNF DRACHEN UNTERSTÜTZEN DIE SEELE

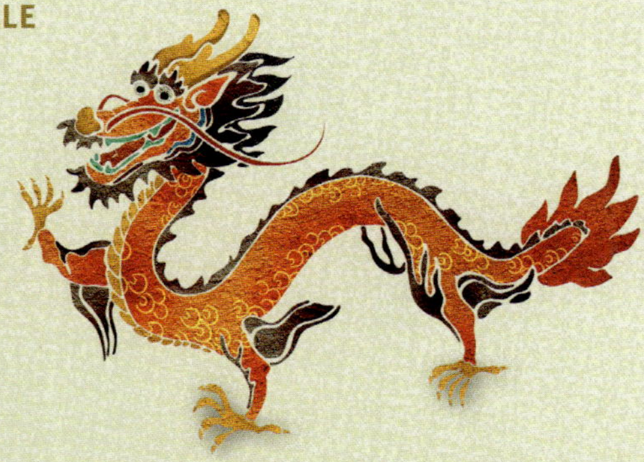

Drachen sind in China stets glücksverheißende, mächtige Fabelwesen. Fünf Drachen – das sind die fünf Speicherorgane ▸ **siehe Seite 23**, die Kraftwerke der Lebensenergie Qi. Das Herz hat dabei die »Oberaufsicht« über ein harmonisches Zusammenspiel der Organe.

- Atmen Sie fünfmal sieben tiefe Atemzüge lang in Ihrer Vorstellung über den Nabel ein und dann über die ganze Haut wieder aus:
- Sieben Atemzüge lang grüne Energie visualisieren und beim Einatmen dieses grüne Qi zur Leber führen. Ausatmen über die ganze Haut.
- Sieben Atemzüge lang rote Energie visualisieren und dieses rote Qi beim Einatmen zum Herzen führen. Ausatmen über die ganze Haut.
- Sieben Atemzüge lang gelbe Energie visualisieren und dieses gelbe Qi beim Einatmen zur Milz führen. Ausatmen über die ganze Haut.
- Sieben Atemzüge lang weiße Energie visualisieren und dieses weiße Qi beim Einatmen zur Lunge führen. Ausatmen über die ganze Haut.
- Sieben Atemzüge lang schwarze Energie visualisieren, das schwarze Qi beim Einatmen zu den Nieren führen. Ausatmen über die ganze Haut.
- Noch eine Weile bewusst ruhig weiteratmen: In der Vorstellung einatmen durch den Nabel, ausatmen mit der Vorstellung von hellem Licht, das durch den Punkt Yin Tang (»drittes Auge«) zwischen den Augenbrauen strömt.

Was dem Dünndarm sonst noch hilft

Stellen Sie sich die »Gretchenfrage«: Sind Sie mit sich im Reinen über Ihre Probleme, Ihre Lebenssituation und Ihr Verhältnis zum Partner, zu Verwandten, Freunden und Bekannten? Was müssten Sie im Einzelnen tun, um dort hinzukommen?

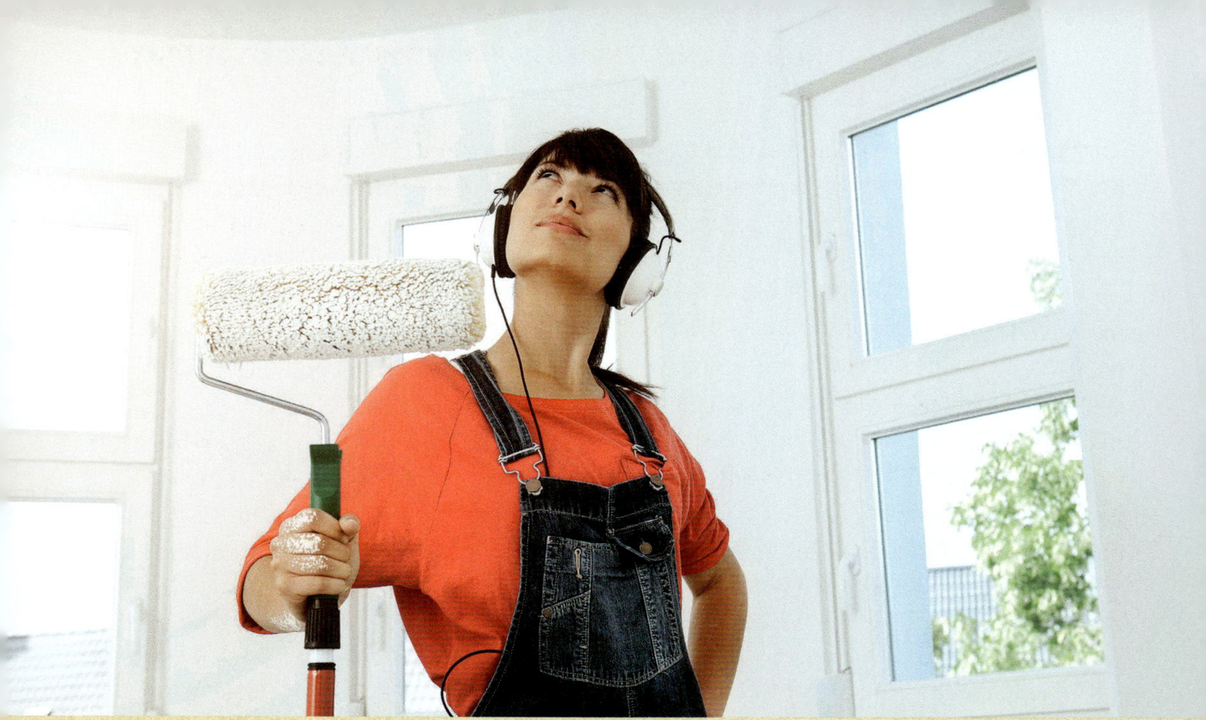

BLASENZEIT (15 BIS 17 UHR): NEUORIENTIERUNG

Wir haben uns in unserer Welt orientiert und unseren Standort gefunden. Die kleine Mittagsruhe ist vorbei, während der wir Lebensenergie aufgetankt haben. Viel Flüssigkeit brauchen wir jetzt noch, um Unbrauchbares herauszuspülen und Wertvolles zu filtern. In der Blasenzeit befinden wir uns auf dem Weg nach innen. Wir stehen aufrecht in der Welt, sind uns unserer Stärken und Qualitäten bewusst. Bevor der Abend kommt, haben wir unsere ganze Kraft und Energie gesammelt und gebündelt.

Nochmals kraftvoll loslegen

Wie die Niere hat auch die Blase eine wichtige Bedeutung für die Grundfesten unseres Lebens, unser Ich-Gefühl. Sie bietet eine Basis für Selbstsicherheit und die Freiheit von Ängsten, Schreckhaftigkeit und Nervosität.

Zur Blasenzeit haben wir das kleine Mittagstief überwunden, wir fühlen uns energiegeladen und bereit, unser Tagwerk nochmals anzugehen. Haben wir uns mittags die Zeit genommen, um wirklich aufzutanken, steht uns diese frische Lebensenergie jetzt zur vollen Verfügung.
Blutdruck und Kreislauf erreichen in der Blasenzeit zum zweiten Mal ein Maximum ▸ **siehe auch Seite 15**. Das Langzeitgedächtnis ist in dieser Zeit ebenfalls am leistungsfähigsten! Deshalb ist der Nachmittag eine sehr gute Zeit, um zu lernen oder Gelerntes zu wiederholen.

Probleme des Blasenmeridians: wenig Selbstvertrauen

Unsere Zeit fordert von uns Leistungsfähigkeit, Tatkraft und eigenverantwortliches Handeln, und das alles in immer weiter steigendem Maße. Wir eilen von Aufgabe zu Aufgabe und sind uns bei all dem Getriebensein unserer Leistung, unserer Stärken und Qualitäten oft gar nicht mehr bewusst. Umso besser kennen wir unsere Schwächen und Unzulänglichkeiten!
Eine typische Folge davon sind Rückenschmerzen: Wir können nicht mehr aufrecht stehen, beugen uns den täglichen Anforderungen und verlieren an Selbstsicherheit. Vor allem eine Schwäche im Bereich der Lendenwirbelsäule geht oft mit chronischen Blasenproblemen einher.

Der Blasenmeridian beginnt am inneren Augenwinkel und endet an der kleinen Zehe, er zieht an der Rückseite der Beine über den Rücken zum Kopf. Blockaden und Schwächen in seinem Verlauf können Rückenschmerzen von unten bis oben, Nackenprobleme, Zugempfindlichkeit und allergische Augenprobleme auslösen.
Bei kleinen Kindern, die bereits ihre Blase perfekt kontrollieren konnten, kommt es in schwierigen Lebenssituationen nicht selten zum erneuten Einnässen, etwa bei einem Umzug oder aufgrund der Trennung der Eltern. Auch in der Pubertät neigen Kinder dazu, nochmals »undicht« zu werden. Ihr (Selbst-)Vertrauen braucht in dieser Zeit besondere Stärkung.

INFO

DER PARTNERMERIDIAN: DIE LUNGENLEITBAHN

12 Stunden vor oder nach der Blasenzeit, also nachts von 3 bis 5 Uhr, hat der Lungenmeridian (▸ **siehe ab Seite 48**) sein energetisches Maximum, zur Blasenzeit hingegen führt er am wenigsten Energie mit sich. Es kann also auch an einer energetischen Störung dieses Meridians liegen, dass Sie sich nachmittags zur Blasenzeit nicht leistungsfähig fühlen.

INFO

ANZEICHEN FÜR PROBLEME DES BLASENMERIDIANS

Dies sind die häufigsten Symptome bei Problemen der Blase:

- Energielosigkeit und Schwäche zwischen 15 und 17 Uhr
- häufiger Harndrang oder Harnverhalt, »Undichtigkeit« bei Angst, Erschrecken, Husten oder Lachen
- Brennen beim Wasserlassen, Entzündungen und Krämpfe der Harnwege
- Inkontinenz und Probleme der Prostata beim Mann (Leber und Niere auch beachten!)
- Einnässen bei eigentlich bereits trockenen Kindern
- Nachtröpfeln von Urin im Alter durch Organsenkung (Niere und Milz auch beachten!)

Aus Sicht der TCM hilft die Stärkung der Blase auch bei:

- Rückenschmerzen von unten bis oben, Nackenproblemen
- Zugempfindlichkeit, allergischen Problemen in den Augen

Auf der psychischen Ebene stehen Blasenprobleme in Verbindung mit:

- mangelndem Selbstvertrauen, Misstrauen und Eifersucht

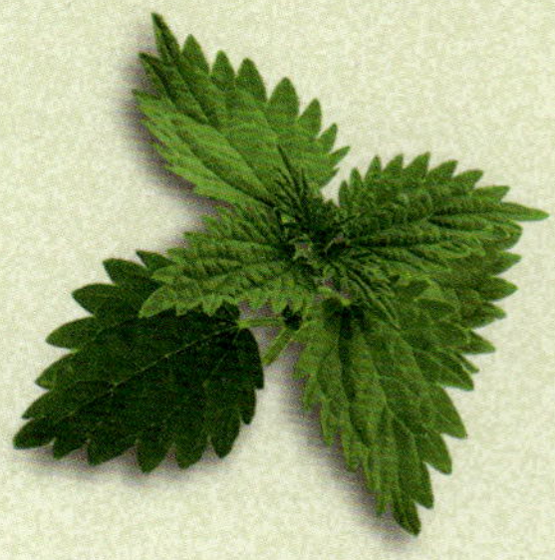

Eigene Stärken erkennen

Klopfen Sie sich ab und zu selbst auf die Schulter! Machen Sie sich bewusst, was Sie schon alles geleistet haben in Ihrem Leben. Was können Sie, das andere nicht können? Es ist wichtig, dass Sie sich Ihrer Stärken bewusst sind. Versuchen Sie dies auch in Ihrer Körperhaltung auszudrücken: Richten Sie vor allem die Lendenwirbelsäule auf und nehmen die Schultern nach hinten. Achten Sie einmal darauf, wie die Körperhaltung von anderen Menschen auf Sie wirkt!

Trinken: immer nach Gefühl

Trinken Sie zur Blasenzeit viel klares Wasser und Tee – aber nicht zu viel! In den letzten Jahren leben offenbar viele Menschen in ständiger Angst vor dem Verdursten und haben deshalb immer eine Wasserflasche dabei. Nicht selten erlebe ich Patienten, die täglich drei bis fünf Liter Flüssigkeit trinken

und allein aus diesem Grund gesundheitliche Probleme bekamen: Blase und Darm sind mit solchen Wassermengen völlig überfordert, und wichtige Mineralien werden zu stark ausgeschwemmt.
Grundsätzlich sollten Sie so viel trinken, dass Ihr Durst gestillt ist und der Urin hellgelb (nicht weiß) ist. Im Sommer sind der Flüssigkeitsbedarf und damit das Trinkbedürfnis größer als im Winter. In der kalten Jahreszeit fördert aber die meist trockene Heizungsluft eine Austrocknung des Körpers! Es gibt zudem individuelle Unterschiede: Wenn Sie zu den Menschen gehören, die schnell frieren, hat Ihr Körper einen geringeren Flüssigkeitsbedarf, wenn Sie dagegen eher wenig kälteempfindlich sind, brauchen Sie mehr.
Für die Durchspülung der intakten Niere ist die Flüssigkeitsmenge nicht ganz so wichtig. Bei akuten Harnwegsinfekten mit trübem oder gar blutigem Harn sollten Sie aber darauf achten, die Harnblase zu durchspülen. Trinken Sie dann deutlich mehr »über den Durst«, bis der Urin klar und hell ist. Versäumen Sie gleichzeitig nicht, einen Therapeuten aufzusuchen.
Nach der Blasenzeit, spätestens nach der darauf folgenden Nierenzeit sollten Sie nur noch wenig trinken, damit Ihr Schlaf nicht durch eine volle Blase gestört wird.
Im Folgenden finden Sie weitere Tipps, um Ihre Blase zu unterstützen. Zur Anwendung ▸ **siehe auch ab Seite 32.**

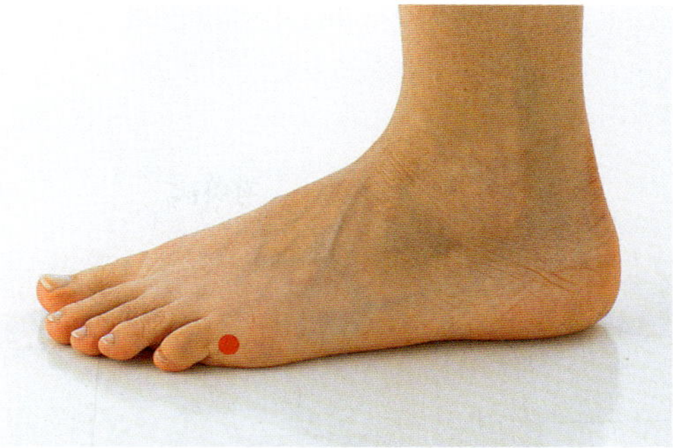

Der Punkt Blase 66 mag kräftig wärmend angeregt werden.

Akupressurpunkt Blase 66: wärmend und stärkend

Der Punkt Blase 66 liegt am Grundgelenk der kleinen Zehe. Reiben Sie ihn 3 bis 5 Minuten kräftig mit den Fingern, bis die Zehe angenehm warm wird. Die Behandlung wirkt am besten in der Zeit des Blasenmeridians, zwischen 15 und 17 Uhr.

Diopsid und Onyx: verleihen Kraft und geben Schutz

Manche Diopside scheinen aus dem Inneren heraus zu leuchten. Kein Wunder, dass die alten Griechen dachten, es handele sich um vom Himmel gefallene Sterne. Am Körper getragen, stärkt der fast schwarze Diopsid unsere Nieren- und Blasenenergie. Als Edelsteinwasser ▸ **siehe Seite 40** regt er die Durchspülung an und unterstützt so die Heilung von Nieren- und Blasenerkrankungen. Die Ausscheidung wird angeregt, Erre-

ger werden schneller ausgespült und Blasenentzündungen klingen schneller ab.
Der schwarze, geheimnisvolle, fast undurchsichtige Onyx wurde besonders von einigen Indianervölkern Nordamerikas gegen bösen Zauber verwendet. Erfahrene Magier konnten mit ihm Katastrophen abwenden und sich unsichtbar machen. Der Onyx stärkt unser Nervenkostüm, indem er unser Äußeres schützt, sodass wir im Inneren weich bleiben können. Der Stein mildert Melancholie, Ängste und negative Gedanken. Wir werden innerlich ruhiger und zufriedener, und vor allem steigt unsere Selbstachtung durch das Tragen eines Onyx.

Schüßler-Salz Nr. 1: Festigkeit ohne Starrheit

Das Salz Calcium fluoratum D12 verhilft dem Gewebe zu mehr Stabilität, so auch dem Beckenboden und der Blase. Ebenso hilft es bei Problemen mit den Knochen, Sehnen und Bändern. Gleichzeitig sorgt es aber auch für Elastizität.
Calcium fluoratum vereint also Gegensätzliches beziehungsweise schafft ein Gleichgewicht zwischen Festigkeit und Nachgiebigkeit. Es bildet eine Schutzhülle für unseren Körper, ohne uns dabei einzuengen.

TIPP

SICHERES ANZEICHEN

Wenn Sie im Gesicht schwärzlich bräunliche Verfärbungen um das Auge beziehungsweise schwärzliche Augenringe feststellen, brauchen Sie mit ziemlicher Sicherheit das Schüßler-Salz Calcium fluoratum.

Heilpflanzen: durchspülend und festigend

- **Bei Harnwegsinfekten:** Goldrutenkraut, Birken- und Brennnesselblätter, ob einzeln oder zu gleichen Teilen gemischt, wirken harntreibend und helfen, die Bakterien »wegzuspülen«. Überbrühen Sie 2 TL in einer Tasse mit kochendem Wasser, lassen das Ganze 15 Minuten ziehen und trinken den Tee mehrmals täglich, also nicht nur zur Blasenzeit.
- **Bei Wassereinlagerungen und Bindegewebsschwäche:** Ackerschachtelhalmtee entwässert und stärkt das Bindegewebe durch seinen hohen Gehalt an Kieselsäure. Zubereitung siehe oben.
- **Bei kalten Füßen und häufigen Blasenentzündungen:** Raspeln Sie ein 2 cm langes Stück Ingwer in ein großes Glas Wasser, lassen es 15 Minuten ziehen und trinken es zur Blasenzeit. Ebenso hilft eine warme, kräftig gewürzte Suppe.
- **Bei krampfartigen Blasen- und Harnwegsbeschwerden:** Reiben Sie den Unterbauch mit 3 bis 5 Tropfen ätherischem Eukalyptusöl ein, das löst den Krampf.

Bachblüte Scleranthus: bei Unausgeglichenheit

Neigen Sie dazu, Ihre eigene Meinung oft zu ändern? Sind Sie wankelmütig, launisch oder unausgeglichen? Vielleicht fühlen Sie sich daher bei Entscheidungen unsicher und ändern diese ständig. Die großen Stimmungsschwankungen sind ein Fall für die Bachblüte Scleranthus, die Ihnen zu mehr innerer Stabilität verhilft.

Wenn Sie bei Prüfungen Hingeschriebenes oft wieder durchstreichen, sich verzetteln und Denkblockaden haben, hilft es, einige Tage vor der Prüfung zur Blasenzeit Scleranthus einzunehmen. Auch zur Vorbereitung von Bewerbungsgesprächen oder währenddessen gibt Ihnen Scleranthus Selbstvertrauen und die nötige Selbstsicherheit.

Was der Blase sonst noch hilft

- **Beckenbodentraining für eine starke Blase:** Spannen Sie mehrmals täglich (bei entleerter Blase) einige Minuten den Dammbereich kräftig an, als ob Sie sich Stuhldrang und Wasserlassen verkneifen.
- **Qigong-Übung für die Blase:** Legen Sie vorm Einschlafen Ihre Hände mit verschränkten Fingern auf den Unterbauch. Atmen Sie zu dieser Stelle hin ein, indem Sie versuchen, die Hände mit dem Unterbauch etwas nach oben zu heben.
- **Kampfsport für ein gutes Körpergefühl:** Nicht nur Kinder machen Kampfsport- und Selbstverteidigungskurse stark! Erkennen Sie Ihre Stärke in einem Kurs für Judo, Kungfu, Wing Tsun, Taekwondo oder Ähnlichem.

TIPP

ANSTEIGENDES FUSSBAD

Bei der Neigung zu Blasenreizungen und häufigem Harndrang empfehlen sich ansteigende Fußbäder. Dabei wird die Wassertemperatur in der Fußbadewanne vom ursprünglich lauwarmen Wasser (20 °C, Badethermometer!) langsam erwärmt: Geben Sie portionsweise heißes Wasser hinzu, bis die Temperatur auf bis zu 43 °C angestiegen ist und das Wasser bis zu den Waden reicht. Als Zusatz eignen sich 3 bis 5 Tropfen ätherisches Zimt- oder Rosmarinöl. Bei Ödemen, ausgeprägten Krampfadern oder neurologisch bedingten Empfindungsstörungen fragen Sie lieber vorher Ihren Therapeuten.

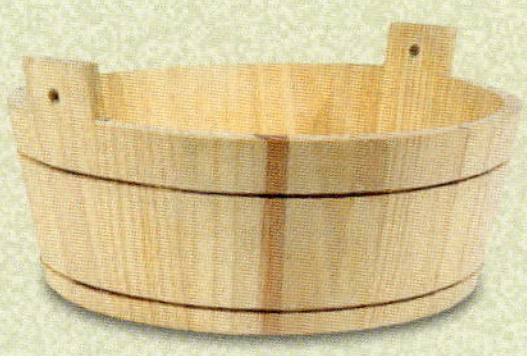

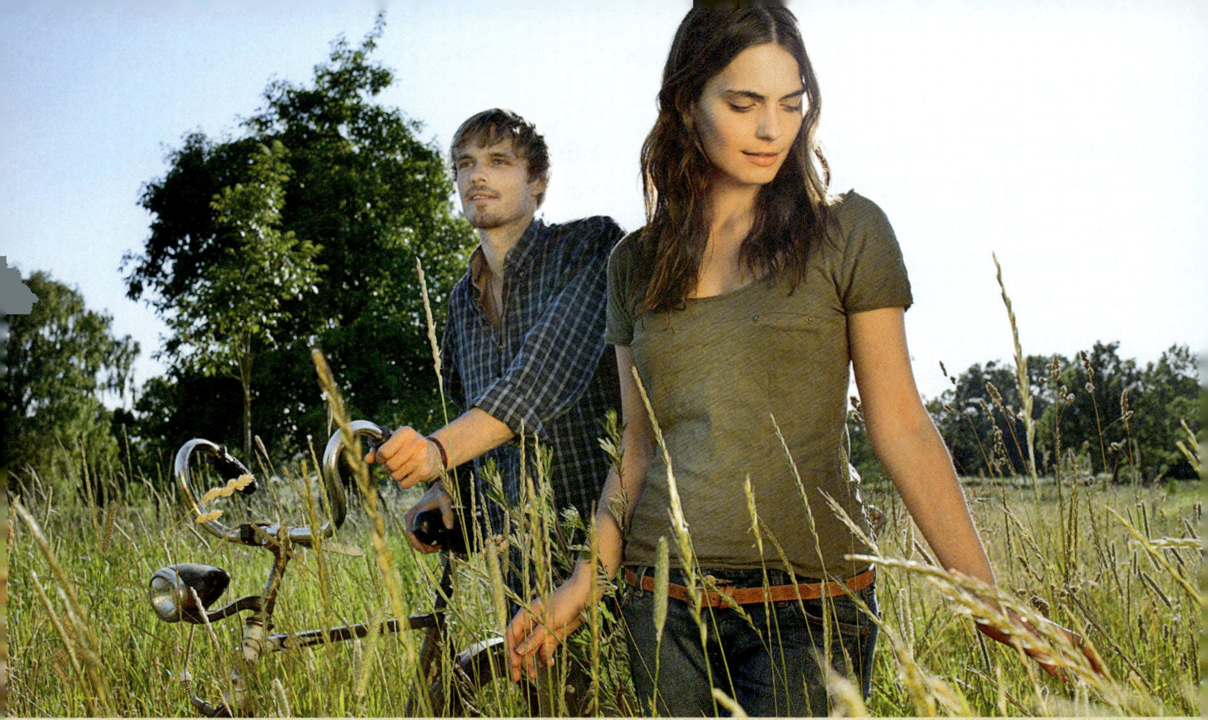

NIERENZEIT (17 BIS 19 UHR): RÜCKZUG UND RUHE

Der Abend naht. Puls und Blutdruck sinken, und es ist Zeit, allmählich zur Ruhe zu kommen. Unsere Körpertemperatur ist jetzt am höchsten, der Organismus läuft also noch auf Hochtouren, und doch nähern wir uns schon der Ruhephase. Dabei speichern die Nieren aber die energetischen Grundlagen unserer menschlichen Existenz. Sie sind das Reservoir für alle Lebensenergie, die nicht unmittelbar benötigt wird. Dieses »Eingemachte« sollten wir sorgsam bewahren, statt die Energie gleich wieder zu verschleudern.

Das Tempo zurückfahren, Energie speichern

Dauerhaftigkeit und Stabilität, Orientierung und Sicherheit – dies bekommen wir über die Nierenenergie. Sie ist das Fundament unseres Lebens. All das, was die Grundlagen unseres Daseins bildet, wird durch diese wieder auffüllbaren Speicher gewährleistet. Die Nieren sind die Quelle von Yin und Yang ▸ **siehe Seite 21**. Sie speichern alles, was unser Leben und die Fortpflanzung ermöglicht, und sind damit der ruhende, substanzielle Aspekt des Lebens, der uns Energie zur Verfügung stellt – im Gegensatz zu den aktiven, Energie verbrauchenden Organen ▸ **siehe Seite 23**.

Fühlen wir uns zur Nierenzeit auch recht energiegeladen, sollten wir jetzt dennoch sorgsam mit unseren Kräften haushalten und uns nicht verausgaben, damit die Nieren genug Energie speichern können.

Probleme des Nierenmeridians: gestörte Harmonie

Sie können erkennen, dass mit Ihrer Nierenenergie etwas nicht stimmt, wenn Sie während der Nierenzeit trotz Erschöpfung nicht zur Ruhe kommen. Auch nächtliche Schlafstörungen können ein Anzeichen sein, ebenso ein allgemein unruhiges, getriebenes und hitziges Lebensgefühl, das schließlich zu einer tief greifenden Erschöpfung bis hin zum Burnout führen kann.

Auch ein gestörtes Temperaturempfinden wie ein generelles Zuviel an Wärme oder an Kälte kann durch eine Schwäche der Nieren bedingt sein. Kälte bringt meist Lustlosigkeit und Antriebslosigkeit mit sich, Hitze hingegen die Tendenz, sich zu verausgaben, und eine ausgeprägte Ruhelosigkeit. Beides sind Zeichen gestörter Harmonie!

Der Nierenmeridian beginnt an der Fußsohle, die sich bei Niere-Störungen nachts häufig durch extreme Kälte (kalte Füße im Bett!) oder Hitze (glühende Füße, die aus der Bettdecke herausgestreckt werden) bemerkbar macht. Der Meridian verläuft dann über die Innenseite der Beine zum Unterbauch an der Mittellinie des Körpers bis zum Schlüsselbein. Probleme können sich daher auch bei Fruchtbarkeitsstörungen oder in manchen Formen von Asthma und Husten bemerkbar machen.

INFO

DER PARTNERMERIDIAN: DIE DICKDARMLEITBAHN

12 Stunden vor beziehungsweise nach der Nierenzeit, also frühmorgens von 5 bis 7 Uhr, hat der Dickdarmmeridian (▸ **siehe ab Seite 56**) sein energetisches Maximum. Beide Meridiane spiegeln gegensätzliche Lebensprinzipien wider: Die Niere steht für das Bewahren und Aufbauen, der Dickdarm für Reinigung und Entleerung. Es kann auch an einer energetischen Disharmonie dieses Meridians liegen, dass Sie abends nicht zur Ruhe kommen.

Wenn die Basis geschwächt ist

Fortpflanzung und Sexualität sorgen dafür, dass wir unsere Potenziale über Generationen hinweg weitergeben. Geht uns etwas an die Substanz, schränkt Mutter Natur die Fortpflanzungsfähigkeit ein, denn es gilt jetzt, die unmittelbare Existenz zu sichern. Die sexuelle Lust nimmt daher bei Stress ab, wobei auch die Leber eine Rolle spielen kann ▸ **siehe ab Seite 116**. Auch reduziert sich die Fruchtbarkeit, die Menge und Qualität der Ei- und Samenzellen nimmt ab.

Zu den Basisfunktionen des Organismus gehören auch Wasserlassen und Stuhlentleerung. Durch Senkungen, Schwellungen wie bei Prostatavergrößerung, aber auch durch Erschöpfungsprozesse kann es zu Problemen wie gelegentlichen »Undichtigkeiten« kommen. Bei Kindern ist auch das nächtliche Einnässen zu diesen Nierenstörungen zu zählen ▸ **siehe auch Blase, ab Seite 86**.

Knochen und Nerven bilden das Gerüst, das uns in die Lage versetzt, aufrecht auf der Erde zu stehen. Schmerzen im Lendenwirbelbereich, Knochenschmerzen, Schwindelgefühle, Hörprobleme wie Schwerhörigkeit oder Tinnitus zeigen, dass dieses elementare Gleichgewicht aufgehoben ist.

Auch extreme seelische Belastungen können uns den Boden unter den Füßen wegreißen.

INFO

ANZEICHEN FÜR PROBLEME DES NIERENMERIDIANS

Dies sind die häufigsten Symptome bei Problemen der Niere:

- Erschöpfung
- Rastlosigkeit trotz Müdigkeit, besonders zwischen 17 und 19 Uhr
- unangenehme Hitze- oder Kältegefühle, vor allem nachts
- unwillkürlicher Harnabgang, bei Kindern nächtliches Einnässen
- unerfüllter Kinderwunsch

Aus Sicht der TCM hilft die Stärkung der Niere auch bei:

- Schwerhörigkeit oder Tinnitus
- Störungen der sexuellen Lust und der Fruchtbarkeit
- Schlafstörungen
- Rücken- und Knochenschmerzen
- Asthma und Husten
- Schwindelgefühlen, Konzentrations- und Gedächtnisschwäche, neurologischen Problemen

Auf der psychischen Ebene stehen Nierenprobleme in Verbindung mit:

- Unsicherheit, Ängsten, Verzweiflung
- Panikattacken (hierbei auch das Herz beachten!)

Dann verspüren wir die Unsicherheit auch auf der seelischen Ebene, wir leiden unter Ängsten und Panikgefühlen bis hin zur völligen Verzweiflung und zum Verlust jeden Lebensmutes. Unsere Selbstsicherheit und unser Vertrauen in die eigenen Fähigkeiten gehen verloren.

Innehalten, standfest werden

Da die Niere vor allem durch Verausgabung erschöpft wird, ist es notwendig, einen Schongang einzulegen – besonders zur Nierenzeit, aber auch Ihre allgemeinen Lebensgewohnheiten sollten Sie einmal unter die Lupe nehmen. Achten Sie darauf, was Ihnen wirklich wichtig ist – Sie haben schließlich nur dieses eine Leben! Vielleicht streben Sie oft nach »hundertzehnprozentiger« Pflichterfüllung im Beruf, in der Freizeit, in der Partnerschaft oder innerhalb der Verwandtschaft – doch ist die Erfüllung Ihrer vermeintlichen Pflichten Ihnen so viel wert, dass Sie sich selbst dabei ruinieren? Der Nierenmeridian speichert unsere Lebenskraft wie ein Akku – er entleert sich regelmäßig und will ebenso regelmäßig aufgefüllt werden. Kraft und Saft bekommen Sie wieder, wenn Sie Ihre Aufmerksamkeit auf die Einnahmenseite der Lebensbilanz richten: Holen Sie tief Luft, halten Sie inne und holen Sie sich Ihren Anteil von den gewaltigen Schätzen, die das Leben auf dieser Welt zu bieten hat: Musik, Kunst, anregender Lesestoff, Natur, gutes Essen und liebe Mitmenschen … Apropos Essen: Nehmen Sie am Abend ein leichtes Mahl zu sich, ohne viel Fett und mit wenig Ballaststoffen, denn der Magen hat jetzt bald sein Energietief.

Nun folgen weitere Tipps, um die Niere zu unterstützen, Anwendung ▸ **siehe ab Seite 32**.

Akupressurpunkt Niere 10: Balance

Der Punkt liegt eine Daumenbreite über der Kniekehle an der Innenseite des Oberschenkels. Er reguliert das Gleichgewicht zwischen der Niere und dem Partnermeridian (Dickdarm), also zwischen Ausscheiden und

Behandeln Sie den Punkt Niere 10 mit der beruhigenden Akupressurtechnik.

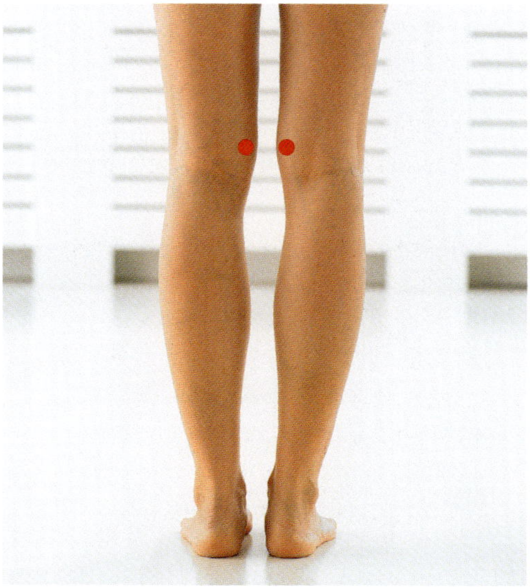

Bewahren, seine Behandlung wirkt aber auch gut bei Problemen in der Genitalregion. Behandeln Sie den Punkt zur Nierenzeit 3 bis 5 Minuten lang mit der beruhigenden Technik ▸ siehe Seite 37.

Rheinkiesel und Gagat: entgiftend und angstlösend

Schon die alten Germanen gingen von einer magischen Wirkung der Rheinkiesel aus. Seine Heilenergie ist Niere und Nervensystem zugeordnet. Er unterstützt die Nieren bei ihrer Entgiftungsarbeit und wirkt regulierend auf den Wasserhaushalt. Außerdem stärkt er das Nervenkostüm. Ein Glas Rheinkiesel-Wasser, vor dem Essen getrunken, wirkt positiv auf den Stoffwechsel.
Den schwarzen Gagat legten die Indianer Nordamerikas ihren Verstorbenen ins Zelt, sodass deren Seele leichter in den Angehörigen fortleben konnte. Uns soll der Gagat alle Neuanfänge erleichtern, er nimmt uns die Angst vor dem Scheitern. Mit ihm können wir Verluste leichter überwinden und finden genug Lebensmut, um einen neuen Lebensabschnitt optimistisch anzugehen. Der Gagat verbessert den Gedankenfluss und erleichtert es uns, unsere Bestimmung und unseren Halt im Leben zu finden.

TIPP

ÄNGSTE BELEUCHTEN

Welche Rolle spielen Ängste in Ihrem Leben? Wovor schützen sie Sie, und woran hindern sie Sie? Bereits sich darüber bewusst zu werden hilft dabei, die Ängste loszulassen.

Schüßler-Salz Nr. 12: aus der Isolation kommen

Nach einem Schock fühlt man sich wie eingefroren und erstarrt. Das Salz Calcium sulfuricum D6 hilft Ihnen, sich wieder zu öffnen, und die innere Verkapselung bricht auf. Sie können sich wieder als ein Teil der Welt und der Gesellschaft fühlen, haben wieder Freude an Gesellschaft. Tief sitzende Verunsicherungen lösen sich auf, und neue Perspektiven finden sich.

Heilpflanzen: aufbauend und wärmend

- **Zur Stabilisierung:** Brennnessel und Schachtelhalm (Zinnkraut) stärken das Knochengerüst, die Seele und die Leistungsfähigkeit. Überbrühen Sie 2 TL in einer Tasse mit kochendem Wasser, lassen das Ganze 15 Minuten ziehen und trinken den Tee zur Nierenzeit.
- **Bei Schlafstörungen:** Hopfenblüten- und Lavendeltee (Zubereitung siehe oben) helfen bei Schlafstörungen. Trinken Sie zur Nierenzeit 1 bis 2 Tassen.
- **Bei Frühjahrsmüdigkeit:** Das »Unkraut« Vogelmiere hilft als frisches Gemüse oder

Tee (Zubereitung siehe links, 3 Tassen pro Tag), die Vitamin- und Mineralienreserven aufzufüllen.

- **Bei Frust und Trauer:** Goldrute unterstützt die Aktivität der Niere und stärkt auch die emotionalen Aspekte des Organs, wenn die Niere durch Schuldgefühle, Frust oder schmerzhafte Beziehungen geschwächt ist. Nehmen Sie 3-mal täglich 5 Tropfen der Urtinktur ein.
- **Gegen Schwindel, Konzentrations- und Gedächtnisschwäche:** Aus der chinesischen Heilpflanzenwelt helfen Präparate mit Ginkgo-Extrakt (aus der Apotheke, nach Packungsanleitung einnehmen).

Bachblüte Mimulus: bei Furcht und Schreckhaftigkeit

Sie leben in einer Welt voller Ängste, fürchten sich oft vor realen und irrealen Situationen? Gleichzeitig sind Sie überempfindlich gegenüber lauten Geräuschen, in Gesellschaft leicht eingeschüchtert oder nervös? Die Blüte Mimulus hilft Ihnen, sich nicht mehr von Hemmungen und Ängsten bestimmen zu lassen.

Was der Niere sonst noch hilft

- **Fußmassage für eine ausgeglichene Nierenenergie:** Vom Barfußlaufen über die zärtliche oder kräftige Partnermassage bis hin zur professionellen Fußreflexzonentherapie: Jede Stimulation der Fußsohlen hilft auch der Nierenenergie!

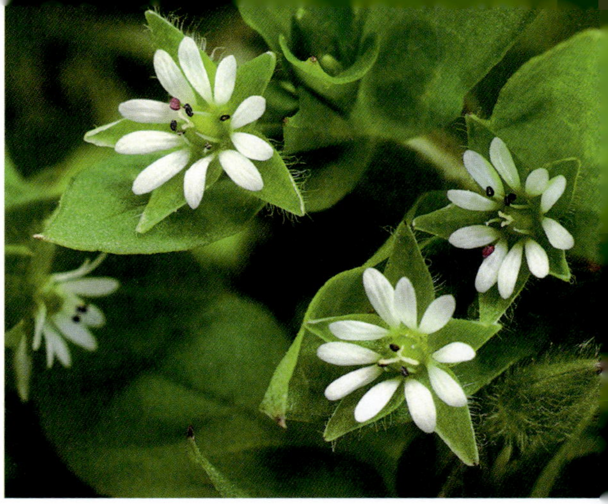

Die verbreitete Vogelmiere steckt voller Vitalstoffe und schmeckt als Tee oder auch frisch.

- **Suppenküche für Hitzige:** Kochen Sie sich bei Hitzegefühlen eine Suppe aus 1 Bund Suppengemüse, 2 cm Ingwerwurzel, abgeriebener Schale von ½ Bitterorange, Salz, 600 g Fisch (Lachs, Kabeljau, Seelachs), 300 g Krabben. Das Gemüse klein schneiden und mit Ingwer, Orangenschale und etwas Salz in 1,5 l Wasser garen. Anschließend können Sie das Suppengemüse nach Belieben herausnehmen, sodass Sie nur eine klare Brühe haben. Fisch klein schneiden und mit den Krabben in den Topf geben. Alles noch 15 Minuten weiterköcheln lassen. Dazu Sojasauce, Dill, Zitrone, frische Korianderblätter reichen.
- **Schwarz wirkt stärkend:** Die Farbe Schwarz unterstützt die Blase ▸ siehe ab Seite 86 und die Niere: Wenn Sie an den typischen Beschwerden leiden, so tragen Sie eher dunkle und schwarze Kleidung!

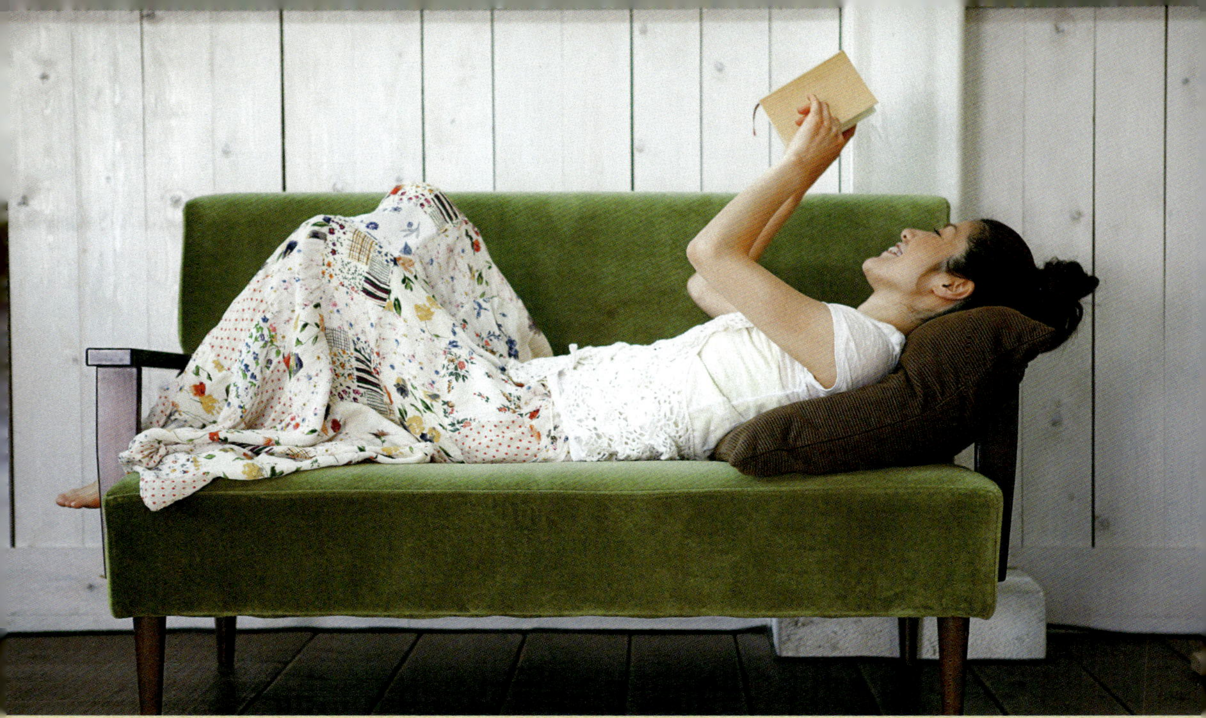

PERIKARDZEIT (19 BIS 21 UHR): SEELENFRIEDEN

Der Tag geht zur Neige. Aktivität ist jetzt immer weniger angebracht. Der Organismus stellt sich auf den Ruhemodus um, unsere Aufmerksamkeit wendet sich dem kleinsten Kreis der Liebsten zu. Der moderne Begriff »Cocooning« beschreibt sehr schön diesen Lebensaspekt, wenn wir uns vom Trubel, den Überraschungen und Aufregungen des Alltags zurückziehen und wie eine Schmetterlingsraupe unser ganz privates, häusliches und überaus intimes Netzwerk spinnen. Zur Perikardzeit finden wir uns zusammen und schützen uns.

Das Perikard (Herzbeutel) ist in der westlichen Medizin wichtig für die Pumpfunktion des Herzmuskels, nimmt aber hier ansonsten keinen besonderen Platz ein. In der chinesischen Medizin widmet man ihm dagegen große Beachtung, schenkt er uns doch ein »dickes Fell«.

Abschotten nach außen

Für die alten Chinesen war das Perikard (Herzbeutel), die bindegewebige Hülle, die unser Herz umschließt, der Beschützer der Herzensenergie. Dem Herzen maßen sie mit Großzügigkeit und Offenheit elementare Bedeutung zu. Auf eine empfindliche Seele lauert jedoch die Gefahr der Verausgabung und vor allem des Ausgenutztwerdens. Wir können unser Herz nicht jedem auf der Welt bloßlegen, unsere Schwächen vor allen Menschen ausbreiten und jeden auf der Straße umarmen, wenn wir gerade vor Freude und Glück das ganze Universum in die Arme schließen möchten! Unser verletzliches Herz braucht das Perikard als Schützer, der in einem guten Maß aber auch durchlässig für Emotionen ist, sodass wir unseren Liebsten offen und ehrlich gegenübertreten und ihnen zeigen können, wie gern wir sie haben. Ist unser Perikard stark, müssen wir im täglichen Leben unsere Schwachstellen nicht verbergen, da wir uns insgesamt stark und stimmig fühlen.

Sein Herz ausschütten

Erinnern Sie sich an Ihre Teenagerzeit, als Sie vielleicht stundenlang vor dem Spiegel standen, sich frisierten und schminkten, oder haben Sie gerade wandelnde Beispiele dafür in Ihrer Familie? Es sind Experimente, wie man am besten bei den Freundinnen und Freunden, vor allem beim angehimmelten »Schwarm« ankommen könnte. Eigentlich tun wir dies mehr oder weniger das ganze Leben lang! Aber wem können wir unser Herz ausschütten, und bei wem sollten wir das tunlichst vermeiden? Wenn wir verliebt sind, sind alle Schleusen weit geöffnet. Umso schlimmer, wenn bei Streit oder einer Trennung all das wieder herausgeholt wird, was im Flammensturm des Liebesfeuers heraussprudelte! Auf der anderen Seite ist bedingungslose Offenheit die Grundlage für eine Herzensbeziehung. Schüchternheit und Verletzlichkeit verfliegen. Der gegenseitige Respekt und die Achtung sollen jedoch auch die verschmelzende, auflösende Kraft des Feuers überstehen.

Das Perikard ist auch die Funktion unseres Organismus, die beim Überstehen aller Verletzungen hilft und sie vernarben lässt.

INFO

DER PARTNERMERIDIAN: DIE MAGENLEITBAHN

12 Stunden vor beziehungsweise nach der Perikardzeit, morgens zwischen 7 und 9 Uhr, hat der Magenmeridian (▸ **siehe ab Seite 62**) sein energetisches Maximum. Es kann also auch an einer energetischen Störung des Magens liegen, dass Sie zum Beispiel Ihr Abendessen nicht verdauen können.

Probleme des Perikards: Verausgabung

Wenn wir unser Bedürfnis nach Rückzug und Schutz gewohnheitsmäßig missachten und abends ins Fitnessstudio gehen oder noch einmal anfangen zu arbeiten, entspricht dies ebenso wenig unserem natürlichen Rhythmus wie abendliche Actionfilme oder Abendkurse! Irgendwann braucht die liebe Seele auch ihre Ruhe. Für ihren Schutz sorgt das Perikard. Leicht wird man zum Opfer von Mobbing und Missgunst. Wenn das Perikard durch zu viele verstörende Einflüsse geschwächt ist, neigen wir in unserem Alltag zu Unsicherheit, Unruhezuständen und Ängsten. Wir erröten schnell oder verhaspeln uns. Auch Verdauungsstörungen wie zum Beispiel Magenbeschwerden können sich dann in Stresssituationen einstellen, etwa wenn wir fieberhaft und unter großem Druck für eine Prüfung lernen.

Die Perikardleitbahn beginnt unter der Achselhöhle am Brustkorb, zieht über die Mitte der Innenseite des Unterarms und endet am Mittelfinger. Eine ausgesprochene Schwäche beziehungsweise Blockade kann sich deshalb auch im Verlauf des Meridians bemerkbar machen, zum Beispiel in Sehnenscheidenentzündungen am Unterarm oder in einem Karpaltunnelsyndrom, einer Nervenblockade im Bereich der Handwurzel, bei der die Hand sich taub anfühlt und an Geschicklichkeit verliert.

INFO

ANZEICHEN FÜR PROBLEME DES PERIKARDMERIDIANS

Dies sind die häufigsten Symptome bei Problemen des Perikards:

- Erröten, emotionale Unsicherheit, Unruhezustände, Herzrasen
- Überempfindlichkeit und Verdauungsstörungen bei emotionalem Stress
- Ängste, Anspannung, Panikgefühle und Lampenfieber
- Magenbeschwerden bei Seelen-Stress

Aus Sicht der TCM hilft die Stärkung des Perikards auch bei:

- Sehnenscheidenentzündung am Unterarm
- Karpaltunnelsyndrom im Bereich der Handwurzel

Auf der psychischen Ebene stehen Perikardprobleme in Verbindung mit:

- fehlender oder zu viel Offenheit anderen Menschen gegenüber
- mangelndem Selbstwertgefühl
- Übersensibilität, einem fehlenden »dicken Fell«

So legen Sie sich ein »dickes Fell« zu

Die wenigsten Menschen können ohne Gefahr für ihr Seelenheil ihre Schwächen preisgeben. Meist stellen wir nur unsere Stärken heraus. Wir alle spielen je nach Situation die passende Rolle. Daran ist nichts auszusetzen, solange wir aufrichtig bleiben. Wenn Sie das Gefühl haben, dass Ihnen die passende Maske fehlt, nehmen Sie doch Schauspielunterricht oder üben für sich in Theaterrollen! Erst wenn Sie vollständig mit sich übereinstimmen, wenn Sie selbstsicher und absolut echt sind, brauchen Sie die Rolle nicht mehr. Dann wären Sie aber eine absolute Rarität!

Am Abend im Schutz des engsten Familien- oder Freundeskreises können Sie Ihre Maske ablegen. Diese Menschen lieben und schätzen Sie, wie Sie sind! Umgeben Sie sich in der Perikardzeit mit ihnen! Das muss nicht heißen, dass Sie sich komplett abkapseln – gemeinsam können Sie den Tag auch entspannt im Biergarten ausklingen lassen oder bei einer gemütlichen Fahrradrunde.

Nun folgen weitere Tipps, um das Perikard zu stärken, Anwendung ▸ **siehe ab Seite 32**.

Akupressurpunkte Perikard 8 und 6: beruhigend

Perikard 8 liegt in der Mitte der Handflächen. Behandeln Sie ihn besonders bei Lampenfieber vor Auftritten oder Prüfungen immer wieder 3 bis 5 Minuten lang mit der beruhigenden Technik ▸ **siehe Seite 37**.

Zwei Daumenbreiten vom Handgelenk entfernt zwischen zwei Sehnen liegt Perikard 6. Er macht ein »dickes Fell«, besonders wenn persönliche Angriffe auf den Magen schlagen, auch bei Prüfungs- oder Flugangst. Drücken Sie ihn 3 bis 5 Minuten kräftig und streichen ihn Richtung Mittelfinger aus, am besten zur Perikardzeit. Das hilft auch bei Übelkeit – nicht nur in der Schwangerschaft.

Die Behandlung der Punkte Perikard 8 und 6 nimmt Ängste und schenkt ein dickes Fell.

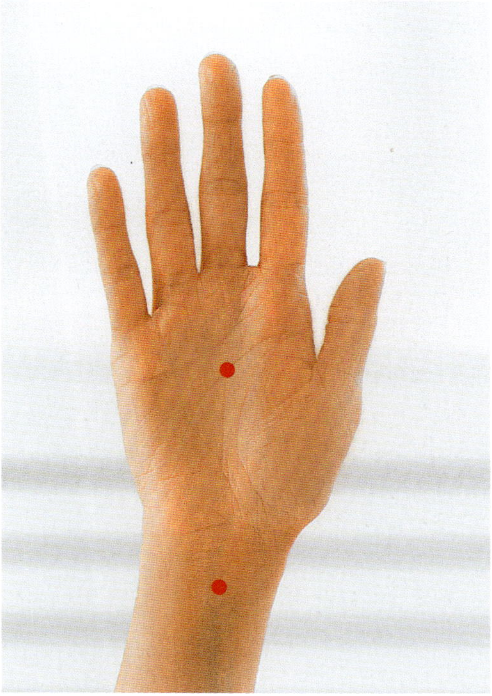

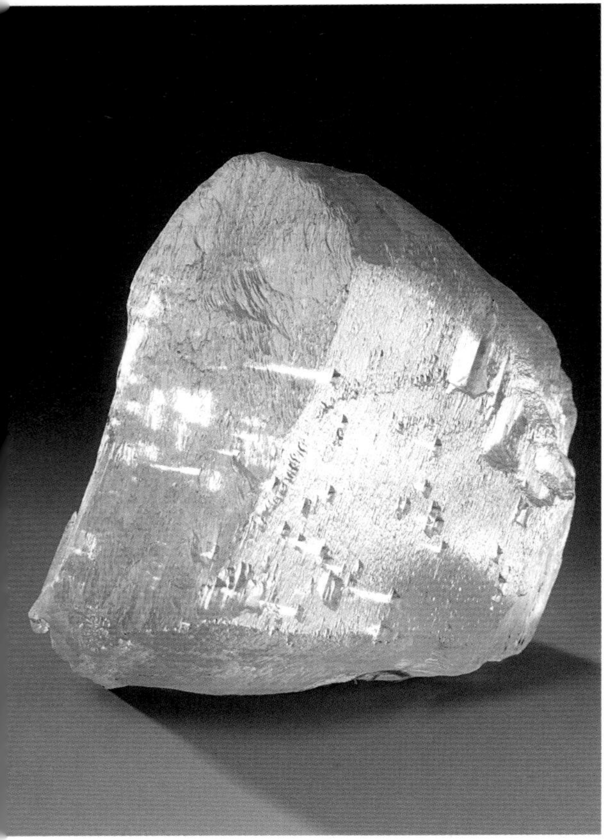

Der zart rosa schimmernde Kunzit schützt uns und hilft, weniger verletzlich zu sein.

Rosenquarz und Kunzit: stärken und schützen das Herz

Die Energie des zart getönten Rosenquarzes stärkt das Herz auf der seelischen wie auf der körperlichen Ebene. Die alten Römer und Griechen dachten, dass die Götter der Liebe den Rosenquarz für die Menschen auf die Erde brachten. Der rosa bis bräunlich rosa durchscheinende Kristall wirkt nicht nur herzstärkend im körperlichen, sondern auch im emotionalen Sinne. Nach einer unglücklichen Liebe beispielsweise kann er uns dabei helfen, uns wieder zu öffnen und irgendwann auch bereit für eine neue Partnerschaft zu sein. Mit ihm heilen alte Verletzungen schneller, und wir wagen leichter einen Neuanfang. Der Rosenquarz bestärkt uns, den Glauben an das Gute im Menschen wieder zu finden.

Nicht nur als »Blitzableiter« göttlicher Energien wurde im Altertum der rosa Kunzit eingesetzt, sondern er galt auch als Mittler zwischen den göttlichen und den irdischen Mächten. Er wird auch als »Hüter des Herzens« bezeichnet, denn emotionale Verletzungen, die sich körperlich als Krämpfe und Verspannungen manifestieren, kann der Kunzit lindern. Er stärkt unser Nervenkostüm, und Sie verwandeln sich von der Mimose zur starken Persönlichkeit.

Schüßler-Salz Nr. 8: sich aus der Starre lösen

Gehören Sie zu denjenigen Menschen, die oft schmollen und schnell beleidigt reagieren, die sich immer wieder gekränkt fühlen? Denken Sie möglicherweise insgeheim, dass Ihre Art zu leben die einzig richtige ist? Dann kann Sie das Salz Natrium chloratum D6 (zur Einnahme ▸ **siehe Seite 42**) aus dieser Starre erlösen. Sie werden neue Antworten auf Probleme finden und auch wieder offener auf die Menschen um Sie herum zugehen können.

Heilpflanzen: klärend und lösend

- **Zur Klärung bei Selbstzweifeln:** Tausendgüldenkraut ist sehr bitter. Dadurch wirkt es klärend. Es trägt dazu bei, die Übereinstimmung von Idealbild und Realität herbeizuführen, und stärkt so das Perikard. Nehmen Sie 3-mal täglich 3 Tropfen der Urtinktur ein.
- **Bei Ängsten und emotionalem Schmerz:** Weißdornblüten haben sich seit jeher als Herz-Kreislauf-Mittel bewährt, sie stärken und beruhigen. Sie helfen auch, Stauungen und Druck in der Brust bei seelischem Schmerz zu lindern. Überbrühen Sie 1 TL in einer Tasse, lassen das Ganze 10 Minuten ziehen und trinken es zur Perikardzeit, gern auch mit etwas Honig. Statt des Tees können Sie auch einige der säuerlich-mehligen Weißdornbeeren vom Strauch naschen, die ab August reifen.

Bachblüte Larch: bei Unzufriedenheit mit sich selbst

Sie sind mit Ihrem Aussehen oder Ihren Leistungen unzufrieden, denken, dass die anderen schöner oder klüger sind? Sie haben Angst, etwas falsch zu machen oder sich zu blamieren, sind selbstkritisch und schauen nur auf Ihre Fehler? Sie rechnen stets mit einem Misserfolg, sind aber ehrgeizig und wollen sich und anderen beweisen, wie gut Sie sind? Larch hilft Ihnen, sich selbst zu akzeptieren, mit Kritik angemessen umzugehen und nicht mehr so abhängig von der Anerkennung anderer zu sein.

Was dem Perikard sonst noch hilft

- **Meridianmassage hilft beim Loslassen:** Umschließen Sie einen Ihrer Mittelfinger mit der anderen Hand und reiben 5 Minuten Richtung Nagel: Hier endet der Perikardmeridian, die Stimulation hilft dabei, alte seelische Verletzungen zu vergessen.
- **Atemübung, um »ins Reine zu kommen«:** Konzentrieren Sie sich im Sitzen auf Ihren Damm. Atmen Sie ein und stellen sich dabei vor, wie die Energie von unten an der Vorderseite entlang bis zum Mund fließt. Bei der Ausatmung lassen Sie das Qi vom Mund über den Kopf und den Rücken hinunter bis zum Steißbein fließen. Wiederholen Sie dies 14-mal.

TIPP

LACHEN UND SELBSTLIEBE

Können Sie über sich selbst lachen? Sehr oft übersehen wir die Komik einer Situation, in die wir geraten sind. Dabei hilft das Lachen über sich selbst sehr dabei, sich mit allen Schwächen annehmen zu können.

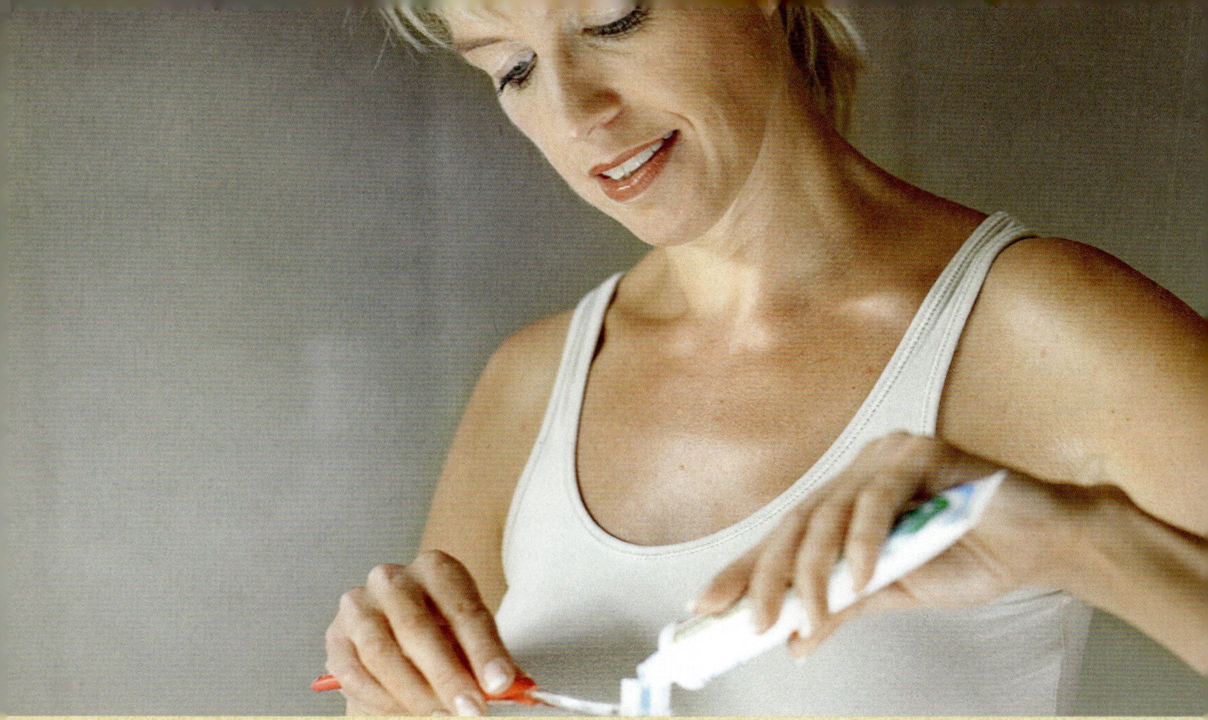

SANJIAO-ZEIT (21 BIS 23 UHR): VERNETZUNG

Die meisten Menschen gehen jetzt ins Bett. Rituale werden gepflegt: Die Zähne putzen, das Bett vorbereiten, das Fenster öffnen, die Nachttischlampe einschalten … und dann kuschelt man sich ins Bett. Liegt das Kissen richtig? Die Decke? Sie löschen das Licht, nehmen Ihre Schlafposition ein, ruckeln sich noch einmal zurecht, und irgendwann hat Sie die Nacht eingehüllt. Die Eindrücke des Tages schwinden, die Gedanken verlassen den Geist. Sie sind geschützt und gut geborgen. Der Dreifacherwärmer (Sanjiao) vernetzt Körper, Geist und Seele miteinander. Er hilft uns dabei, unsere »Betriebstemperatur« in allen Körperregionen aufrechtzuerhalten. Der Begriff Dreifacherwärmer hat sich im westlichen Sprachgebrauch etabliert, zur Bedeutung ▸ **siehe Bild Seite 107**. Viele Autoren und Therapeuten nennen ihn aber noch bei seinem chinesischen Namen.

Körper, Geist und Seele im Einklang

Infekte haben zur Sanjiao-Zeit keine guten Chancen, weil unser Immunsystem jetzt am besten funktioniert. Noch mehr als das Perikard ist der Dreifacherwärmer kein Organ im westlichen Sinne, er ist eher eine lebensnotwendige, übergeordnete Funktion des Menschen. Man könnte sagen, er sorgt für die nötige Infrastruktur – so wie die Straßen und Eisenbahnschienen die Regionen eines Landes miteinander verbinden oder das Internet die globale Gesellschaft.

Ausgewogene Kräfteverteilung

Ist es nicht ein Wunder, wie in unserem Körper Kraft, Lebensenergie, Sensibilität und Blut gleichmäßig verteilt sind? Meist merken wir nichts davon, wenn alles reibungslos funktioniert. Aber wie unangenehm können kalte Füße oder ein glühender Kopf sein! Wie hinderlich ist es beim Tanzen oder beim Sport, wenn die Körperhälften nicht gleich stark sind oder wir Bewegungen nicht koordinieren können! Der Dreifacherwärmer (Sanjiao) verteilt alles gleichmäßig, sodass oben und unten, rechts und links, innen und außen vernetzt sind. Unsere Steuerungsorgane wie die Hormondrüsen (etwa Schilddrüse, Nebennieren und Hirnanhangsdrüse) steuern je nach Bedarf weit entfernte Organe und werden von ihnen gesteuert. Das Nervensystem tut sein Übriges, um das Herz schneller und den Darm gründlicher anzutreiben. Unsere Gefühlsregungen wirken auf den Körper und umgekehrt, wenn zum Beispiel Schmerzen auch unsere Seele beeinträchtigen. Seele und Körper sind eben auch wechselseitig vernetzt – aber in der Behandlung erfasst man Probleme einfacher über den Körper.

Es ist ein sehr wichtiger Lebensaspekt, dass kein einziger Teil von uns ohne den anderen lebt – was man auch in der Schulmedizin zwar weiß, in der Praxis aber oft vernachlässigt. In der chinesischen Medizin hingegen macht man sich dieses Netzwerk gerade bei der Akupunkturbehandlung zunutze!

INFO

DER PARTNERMERIDIAN: DIE MILZ-LEITBAHN

12 Stunden vor beziehungsweise nach der Dreifacherwärmer-Zeit, also von 9 bis 11 Uhr, hat der Milzmeridian (▸ **siehe ab Seite 68**) sein energetisches Maximum, zur Sanjiao-Zeit hingegen führt er am wenigsten Energie mit sich. Müssen doch jetzt die verschiedenen Energieformen gleichmäßig verteilt werden! Es kann also auch an einer energetischen Disharmonie des Milzmeridians liegen, wenn Sie nicht einschlafen können.

Probleme des Sanjiao: gestörte »Infrastruktur«

Leben ist Dynamik. Nur solange wir uns bewegen, Nährstoffe, Blut und unsere Lebensenergie Qi zirkulieren, sind wir gesund. Jede Blockade und Schwäche zeigt sich daran, dass ein Teil dieses feinen Netzwerkes nicht mehr funktioniert. Der Dreifacherwärmer bekommt im Kreis der Organuhr seine Kraft vom Perikard- und Nierenmeridian. Wenn diese Teile des Leitbahnsystems schon erschöpft sind, kann der Mensch auch jetzt zur Sanjiao-Zeit nicht zur Ruhe finden. Brauchen Sie immer einen Schal, auch wenn Ihnen eigentlich nicht sehr kalt ist? Ist Ihnen schon der Anblick von Pullovern unangenehm, die nicht bis über die Hüften reichen? Brauchen Sie Oberteile mit weitem Dekolleté zur »Entlüftung«? Fühlen Sie einmal, ob bei Ihnen alle drei »Etagen« des Rumpfes gleich warm sind, oder lassen Sie Ihren Partner fühlen. Sind alle Bereiche gleich warm, ist dort ausreichend Energie vorhanden. Sind sie unterschiedlich warm, sollten Sie Ihren Dreifacherwärmer unterstützen!

INFO

ANZEICHEN FÜR PROBLEME DES SANJIAO

Dies sind die häufigsten Symptome bei Problemen des Sanjiao:

- Einschlafstörungen durch kreisende Gedanken
- auffällig kalte oder heiße Stellen am Körper wie ein kalter Bauch, kalte Füße oder Hände, ein heißer Kopf, auch gleichzeitig
- Bewegungseinschränkungen bei Drehungen, etwa in den Schultern, in den Hüften oder im Rücken
- starkes Krankheitsgefühl bei Alltagserkrankungen wie Schnupfen

Aus Sicht der TCM hilft die Stärkung des Dreifacherwärmers auch bei:

- an verschiedenen Stellen zugleich auftretenden Problemen wie Reizhusten und Blasenentzündung
- auffälligen Unterschieden zwischen den Körperseiten
- wechselnden Beschwerden wie Hitzewallungen und Kältegefühlen
- Mittelohrentzündung und Tinnitus bei Stress

Auf der psychischen Ebene stehen Probleme des Dreifacherwärmers in Verbindung mit:

- fehlender »Vernetzung« nach außen, Kontaktarmut
- Gefühl des Abgeschnittenseins

Beobachten Sie aber auch einmal aufmerksam, wo Sie sich nicht richtig nach allen Seiten bewegen können, zum Beispiel bei der Drehung in den Hüften, den Schultern oder in der Wirbelsäule.
Auch Symptome, die in zwei Bereichen gleichzeitig auftreten, können auf eine Störung im Verteilungssystem hinweisen, wie trockener Reizhusten und zugleich Probleme beim Wasserlassen.
Der Meridian verläuft vom Ringfinger bis zum Ohr. Bei einer Störung können daher auch Ohrenprobleme wie etwa ständige Mittelohrentzündungen oder Tinnitus als Folge von Stress auftreten.

Bringen Sie Körper und Seele wieder ins Gleichgewicht

Sorgen Sie für eine ausgeglichene Energieverteilung vor allem dadurch, dass Sie in Bewegung bleiben, ob beim Sport, beim Tanzen oder einfach beim Spazierengehen. Auch Bewegtwerden hilft: Massagen vom Profi oder auch einfache Wohlfühl-Anwendungen vom Partner (wie Massagen mit körperwarmem Öl) bringen den Energiefluss wieder in Gang.
Wenn Sie spüren, dass eine Körperregion kühler ist als die andere, sorgen Sie für Erwärmung: warme Wickel und Schutz für den Brustkorb, warme Suppe für die Mitte und ein warmes Kirschkern- oder Dinkelspelzkissen für den Unterleib.

Wenn Sie in Ihrem Bewegungsumfang in einem bestimmten Körperbereich eingeschränkt sind, können Sie mit Hatha-Yoga, Qigong oder der Feldenkrais-Methode die Balance wiederherstellen, anfangs am besten mit der Hilfe eines Lehrers (Buchtipps und Adressen ▸ **siehe Seite 122**).
Im Folgenden finden Sie weitere Tipps, um den Dreifacherwärmer zu unterstützen. Zur Anwendung ▸ **siehe auch ab Seite 32**.

Die drei Produktionsstätten des Qi regeln Atmung, Nährstoffhaushalt, Fortpflanzung und mehr.

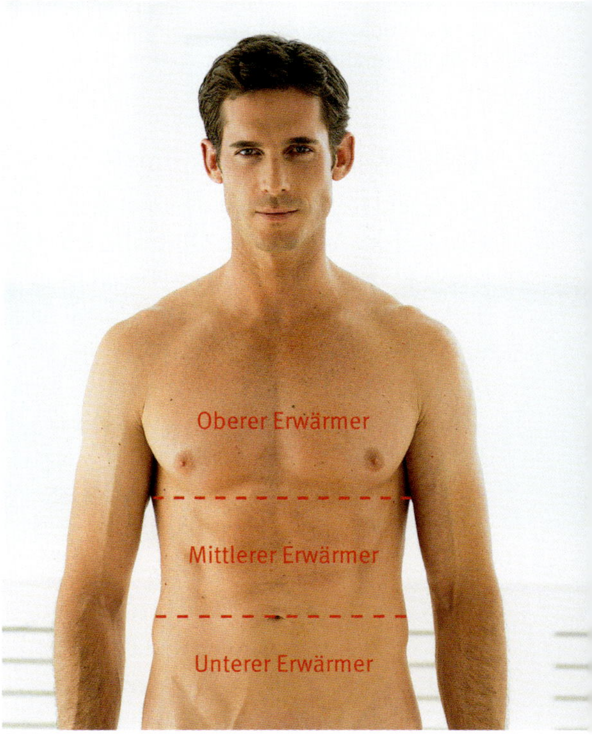

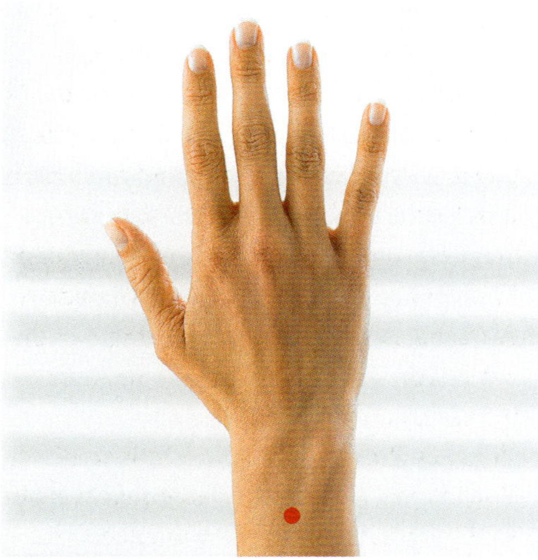

Die Behandlung des Punktes Sanjiao 6 bringt mehr Qi vor allem in den Unterleib.

Akupressurpunkt Sanjiao 6

Der Punkt liegt drei Daumenbreit von der Handgelenksfalte auf der Oberseite des Unterarms. Seine Behandlung ist besonders wirkungsvoll bei Problemen im Unterbauch, weil er vor allem dort das Qi hinbringt. Behandeln Sie den Punkt 3 bis 5 Minuten lang mit der anregenden Technik ▸ **siehe Seite 37**.

Turmalin und Sonnenstein: ausgleichend und erhellend

Der rote Turmalin galt als Stein der Erleuchtung, der seinen Träger durch sein inneres Feuer vor bösen Gedanken und Kummer bewahrt. Er hat eine stark stoffwechselfördernde Wirkung und ist ein besonderer Heilstein für Frauen: Er lindert Menstruationsbeschwerden und das hormonelle Auf und Ab in den Wechseljahren.
Der Sonnenstein ist ein Lichtbringer und verstärkt die Herzenswärme in uns. Den alten Griechen versinnbildlichte sein goldenes Strahlen die Sonne, welche die Erde vor Unheil bewahrte. Er lindert Depressionen und Melancholie, stärkt die Lebensfreude. Gleichzeitig verleiht er uns mehr Selbstbeherrschung und beendet unsere Flucht in Traumschlösser und Tagträumereien.
Tragen Sie die Steine als Anhänger auf Höhe des oberen Erwärmers ▸ **siehe Bild Seite 107** oder in einen Ring gefasst am Ringfinger, wo der Sanjiao-Meridian beginnt.

Schüßler-Salz Nr. 3: ausgleichend

Das Salz Ferrum phosphoricum D12 ist für den Energietransport und den gesamten Stoffwechsel unseres Körpers zuständig. Es wirkt gegen Übermüdung und Konzentrationsschwäche, die uns zum Beispiel als Folge von Einschlafstörungen belasten. Gleichzeitig hilft es uns bei der Auseinandersetzung mit der äußeren Welt: Reibungen werden gemildert und Sie können sich aktiver mit Ihrer Umwelt und Ihren Lebenszielen auseinandersetzen.

Heilpflanzen: vernetzend

- **Bei Einschlafstörungen:** Hopfen vernetzt das Wesen des Menschen, schirmt ab von störenden Einflüssen und entspannt. Wir können die Gedanken schweifen lassen, ohne dass sie uns die Ruhe rauben. Überbrühen Sie 5 Hopfenblüten in einer Tasse mit kochendem Wasser, lassen Sie den Tee 15 Minuten ziehen und trinken Sie ihn 1 Stunde vorm Schlafengehen.

- **Bei Temperaturunterschieden am Körper:** Ätherisches Zimtöl kann die drei Erwärmer regulieren. Geben Sie 5 Tropfen Öl in eine Schüssel mit Wasser und lassen sich damit eine kleine Bürstenmassage am unteren Rücken verabreichen.

Bachblüte Walnut: dem eigenen Gefühl vertrauen

Sie wissen normalerweise, was Sie wollen, fühlen sich aber plötzlich unsicher bei einem Neuanfang. Generell lassen Sie sich in unsteten Phasen von anderen beeinflussen, sind unsicher in Trennungssituationen. Oftmals unterwerfen Sie sich Konventionen, obwohl Ihr Gefühl Ihnen etwas anderes sagt. Walnut hilft Ihnen dabei, unbeirrt der inneren Stimme zu folgen.

Was dem Sanjiao sonst noch hilft

- **Fußbad für den Kopf:** Gedanken hindern Sie am Einschlafen? Da hilft ein abendliches Fußbad mit 5 – 8 Tropfen Lavendelöl in 1 EL Sahne / Honig gelöst.
- **Visualisierung für die drei Erwärmer:** Bequem auf dem Rücken liegend platzieren Sie Ihre Hände auf dem Unterbauch und stellen sich vor, wie Ihre Energie im kleinen Becken kreist: für Sexualenergie, Selbstachtung und Wertschätzung des Körpers. Dann legen Sie Ihre Hände oberhalb des Nabels auf den Bauch und visualisieren, wie die Energie Ihre Körpermitte durchströmt: für Tatkraft und Klarheit über die eigenen Ziele. Drittens platzieren Sie Ihre Hände auf Brusthöhe. Mit jedem Atemzug lassen Sie die Herzenergie in Ihren Körper strömen: für Nächstenliebe und Selbstliebe.
- **Warmes Rot:** Die Farbe des Sanjiao ist Rot(orange). Probieren Sie einmal aus, ob Kleidung in dieser Farbe ausgleichend auf Ihren Wärmehaushalt wirkt!

MEIN PERSÖNLICHER TIPP

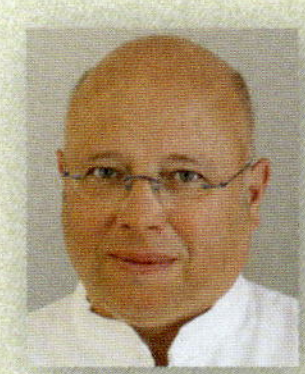

Rechts und links verbinden: Denken Sie an ein aktuell belastendes Ereignis und beginnen auf der Stelle zu gehen. Heben Sie das rechte Knie und berühren es leicht mit der linken Hand, dann umgekehrt. Verfolgen Sie mit den Augen die Bewegung der Schulter, die dem gehobenen Knie gegenüberliegt. Machen Sie die Übung 2-mal täglich, am besten zwischen 9 und 11 Uhr sowie 21 und 23 Uhr, jeweils etwa 5 Minuten.

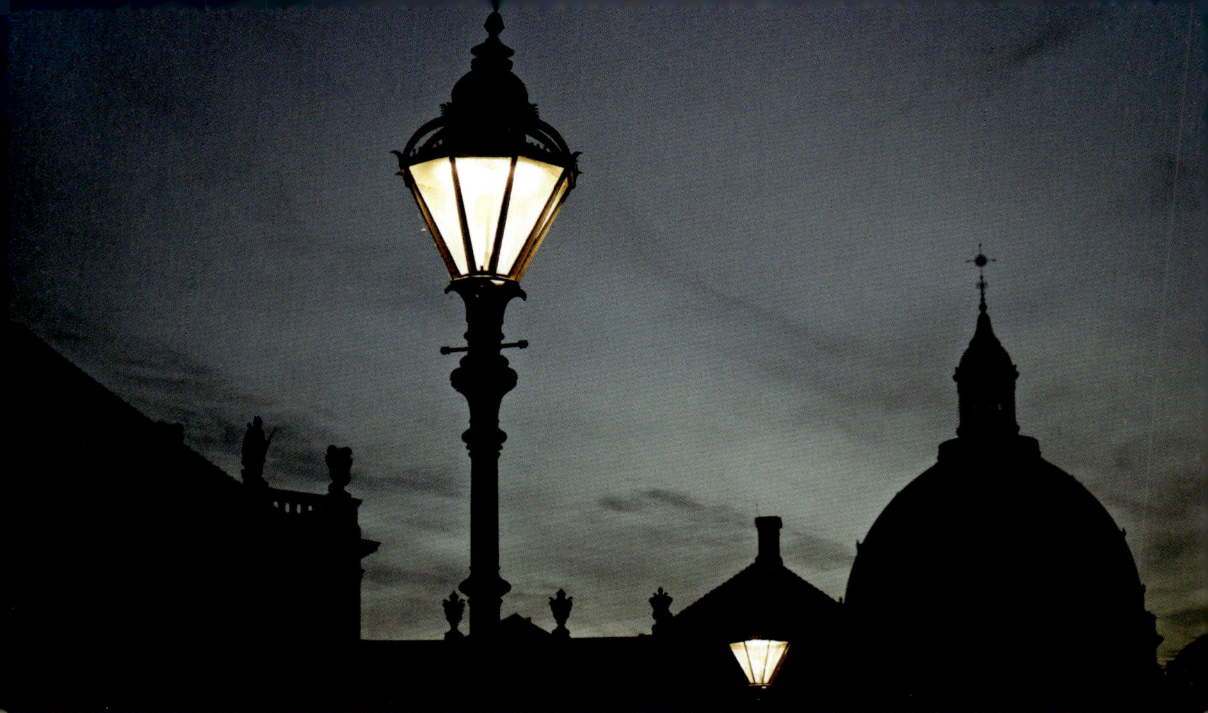

GALLENZEIT (23 BIS 1 UHR): MUT UND STRUKTUR

Es ist die Zeit um Mitternacht herum. Der tiefste Ausschlag unserer biologischen Pendeluhr in das dunkle Yin der Nacht sollte uns den ersten Tiefschlaf bringen, wenn wir denn abschalten können. Sie kennen das sicher: Wenn Sie einschlafen wollen und müssen, weil Sie am nächsten Tag etwas Wichtiges zu tun haben, dann können Sie fast sicher sein, dass der Schlaf partout nicht kommen will. Haben Sie sich hingegen mit einer schlaflosen Nacht abgefunden, sinken Sie unverhofft in Morpheus' Arme.

Der Taktgeber im Körper

Kennen Sie auch Menschen, die immer zu spät kommen oder zu spät fertig werden und auf diese Weise Ihre sorgfältige Planung durcheinanderbringen? Und andere, nach denen man die Uhr stellen kann?

Bei Fortbildungen erlebe ich oft Studenten, die jeden roten Faden zuverlässig zerschneiden, indem sie fünf Minuten zu spät kommen und mit Fragen dazwischenplatzen. Alles zur richtigen Zeit tun – das ist eine wichtige Qualität der Gallenblase! Entscheidungen zu treffen ist eine weitere Aufgabe. Viele Menschen bleiben jahre- und jahrzehntelang in wunderschönen Visionen und Plänen hängen, sind unzufrieden und nörgelig. Viele gute Gelegenheiten haben sie verstreichen lassen – und im Nachhinein nagt der Ärger über vertane Chancen. Erst wenn die Gallenblasenenergie kräftig ist, können sie sich durchsetzen – das Leben kommt wieder in Gang.

Mutlos und feige zu sein heißt auf Chinesisch, eine faule Gallenblase zu haben. Mit Mut treten wir aus uns selbst heraus. Wir haben Ideen, Visionen und Pläne gemacht. Wir wissen nicht, was aus diesen Plänen wird, die Zukunft ist immer ungewiss. Also heißt es oft: Ins kalte Wasser springen, nur so gibt es eine Veränderung! Dabei müssen wir immer darauf achten, unsere Energie gut einzuteilen. Das richtige »Timing« spielt hier eine große Rolle, denn ein guter Rhythmus schont die Energiereserven.

Kommen wir mit unseren Plänen und Vorhaben nicht in Gang, kann sich der lange angestaute innere Druck auch körperlich bemerkbar machen: unangenehme Spannung unter dem Rippenbogen, Unverträglichkeit von Fett bis hin zur Bildung von Gallensteinen. Haben wir dagegen zu viel Mut, springen wir gern über den Rahmen hinweg, den uns die Realität und das eigene Energiepotenzial vorgeben. Wir fassen Entschlüsse, ohne uns die Konsequenzen genau überlegt zu haben. Den Schaden hat jeder selbst, wenn er sich völlig verausgabt und nicht zur Ruhe findet – aber auch die Mitmenschen, denen man mit einem solchen Verhalten häufig beabsichtigt oder aus Übermut heftig auf die Füße tritt.

INFO

DER PARTNERMERIDIAN: DIE HERZLEITBAHN

12 Stunden vor oder nach der Gallenblasenzeit, also mittags zwischen 11 und 13 Uhr, hat der Herzmeridian (▸ **siehe ab Seite 74**) sein energetisches Maximum, zur Gallenzeit hingegen führt er am wenigsten Energie mit sich. Die Herzensenergie lässt uns offen, vorbehaltlos und tendenziell chaotisch vorgehen, während die Gallenblase das Chaos ordnet und immer genau den richtigen Zeitpunkt vorgibt. Es kann also in diesem Zusammenspiel der beiden auch an einer energetischen Störung des Herzmeridians liegen, dass Sie nicht einschlafen können.

Probleme des Gallenmeridians: aus dem Takt geraten

In unserem Sprachgebrauch finden wir Anklänge an das, was man in der Akupunkturlehre als Belastung für die Gallenblase ansieht: Uns kommt die Galle hoch oder wir spucken Gift und Galle. Wir verbinden diese für die Fettverdauung wichtige Flüssigkeit mit Aggressivität und aufbrausendem Temperament. Sagt Ihnen der Spruch »Er ging los wie ein HB-Männchen« noch etwas? Die cholerische Zigaretten-Werbefigur war beispielhaft für Menschen mit einer aus dem Takt geratenen Galle: Nichtige Anlässe bewirken unverhältnismäßige Wutausbrüche! Die Unzufriedenheit, dass nichts klappt und alles zur falschen Zeit passiert, kann sogar zu Erkrankungen wie Gallensteinen oder Gallenblasenentzündung führen, vor allem wenn schlecht Verdauliches hinzukommt wie fettes Essen oder Alltagsprobleme.

Der Gallenblasenmeridian beginnt am inneren Augenwinkel, zieht zum Ohr, über die Schläfe und den Hinterkopf zur Schulter, dann über Gesäß und Hüfte zur Außenseite des Beins bis zur vierten Zehe. Blockaden und Schwächen auf dieser »Strecke« führen zu Schulterverspannung, Spannungskopfweh, Migräne, Hexenschuss, Hüftschmerzen. Anspannung und Verspannung sind Zeichen der aus dem Ruder gelaufenen Zeit.

INFO

ANZEICHEN FÜR PROBLEME DES GALLENBLASENMERIDIANS

Dies sind die häufigsten Symptome bei Problemen der Gallenblase:

- Ein- und Durchschlafstörungen durch Entscheidungsprobleme
- gestörte Fettverdauung, Gallensteine, Gallenblasenentzündung
- Unwohlsein, Druck / Völlegefühl im Oberbauch nach fettem Essen

Aus Sicht der TCM hilft die Stärkung der Gallenblase auch bei:

- Verspannungen, Hexenschuss und Hüftschmerzen
- Kopfschmerzen an der Seite oder hinter den Augen, Migräne, oft einseitig und auch im Nacken beginnend

Auf der psychischen Ebene stehen Gallenprobleme in Verbindung mit:

- Übermut oder Mutlosigkeit, aber ebenso auch Zaghaftigkeit
- mangelndem Gefühl fürs »Timing«, also wenn Sie immer zu spät oder auch zu früh zu Terminen kommen.
- Entscheidungsproblemen
- Unzufriedenheit, Ungeduld, Aggression

So finden Sie in den Rhythmus zurück

Wenn Ihnen zur Maximalzeit des Gallenblasenmeridians regelmäßig viel zu viele Dinge durch den Kopf gehen, sodass Sie dann nicht schlafen können: Versuchen Sie tagsüber, die Sache, die Sie so beschäftigt, auf den Punkt zu bringen und zumindest einen Teilentschluss zu fassen! Setzen Sie sich hin und schreiben Sie diesen Entschluss auf! Erstellen Sie eine »To-do-Liste« mit den einzelnen Teilaufgaben, die zu einer Lösung des jeweiligen Problems führen. Diese Dinge haben Sie dann zumindest aus dem Kopf heraus und zu Papier gebracht.

Die Punkte auf Ihrer Liste können Sie nach und nach zufrieden abhaken. Wichtig ist dabei, dass Sie das »Gesamtwerk« wirklich in kleine Schritte aufteilen und sich nicht zu große Brocken vornehmen – das überfordert schnell Ihren Mut und bringt neues Grübeln! Sortieren Sie die Aufgaben außerdem nach Wichtigkeit: Manches ist zeitkritisch, denn andere Menschen warten dringend darauf. Anderes ist aber vielleicht eher eine Kür, die noch Aufschub erlaubt. Die Welt geht nicht unter, wenn es hier etwas länger dauert!

Solch eine gezielte Planung unterstützt die lasche Gallenblase, indem der innere Druck auf diese Weise kanalisiert wird und Pläne gezielt, strukturiert umgesetzt werden. Ein genauer Plan hilft dem rastlosen Menschen, Ordnung und Überblick über die eigenen Kapazitäten zu behalten.

Auf den folgenden Seiten finden Sie weitere Tipps, um die Gallenblase zu unterstützen. Zur Anwendung ▸ **siehe auch ab Seite 32**.

Akupressurpunkt Gallenblase 41: neuer Mut

Der Punkt liegt an der Seite des Fußrückens. Seine Behandlung harmonisiert die Gallenblase und das Herz, besonders bei Verzagtheit und Blockaden, die sich als Druckgefühl oder Schmerzen in der Schläfengegend bemerkbar machen. Behandeln Sie den Punkt 3 bis 5 Minuten lang mit der anregenden Technik – am besten in den Mittagsstunden, zur Zeit des Partnermeridians (Herzmeridian, ▸ **siehe ab Seite 74**).

Die Behandlung des Punktes Galle 41 hilft körperliche und seelische Blockaden zu lösen.

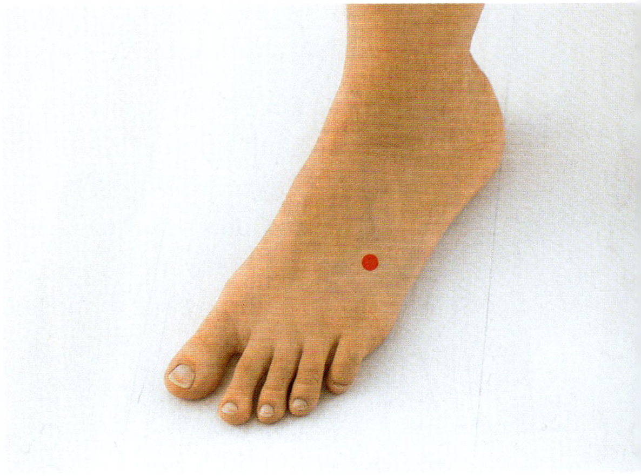

Chrysokoll und Sodalith: Ordnung und Mut

Der bläulich grüne Chrysokoll galt den alten Ägyptern als weiser Stein. Mit ihm fällt es leichter, Körper und Seele wieder in Einklang zu bringen. Darüber hinaus wirkt er anregend auf die Gallentätigkeit. Auf den Bereich der Leber gelegt, hilft er, ein schweres Essen zu verdauen. Als Edelsteinwasser ▸ siehe Seite 40 vor dem Essen getrunken, unterstützt er die Fettverdauung durch den angeregten Gallefluss.
Der dunkelblaue Sodalith galt schon im Altertum als Stein der Muse, denn er fördert das künstlerische Talent. Mut und Selbstvertrauen wachsen mit ihm, auch um Neues zu wagen und Inspirationen auszuleben. Er öffnet uns die Augen für die richtigen Entscheidungen im Leben. Blockaden werden leichter aufgelöst, und wir befinden uns wieder im Fluss des Lebens.

Schüßler-Salz Nr. 5: wieder in den Rhythmus finden

Übertriebener persönlicher Einsatz in der Auseinandersetzung mit der Welt lässt Ihre Kraftreserven schwinden. Viel zu viel Energie geht Ihnen verloren durch Hin-und-Her-Überlegen, da Sie sich häufig in Entscheidungsprozessen verfangen. Das Salz Kalium phosphoricum D6 unterstützt Sie dabei, zu einem angemessenen Rhythmus zwischen Einsatz und Rückzug, Aktivität und Passivität zurückzufinden.

Homöopathische Hausapotheke für die Galle

Veratrum album D6 hilft bei Koliken mit Übelkeit und Erbrechen. Taraxacum D3 schafft Abhilfe bei Übelkeit nach zu fetten Speisen, Völlegefühl und Blähungen. Zur Einnahme ▸ siehe Seite 42.

Heilpflanzen: Bitteres regt die Gallenblase an

- **Bei Entzündungsneigung der Gallenblase:** Hier können Sie versuchen, die Galle mit kühl-scharf schmeckendem Pfefferminztee zu beruhigen.
- **Bei Schwierigkeiten, sich zu entscheiden:** Innere Zweifel sind Zeichen einer Gallenstörung. Die strahlend hellblau blühende Wegwarte bringt uns ins Hier und Jetzt und hilft uns, unsere Entscheidungen aus der Treue zu uns selbst heraus zu treffen. Ihre Wurzel regt den Gallefluss an und hilft bei verdauungsbedingtem Kopfschmerz im Stirn- oder Schläfenbereich. Überbrühen Sie 2 TL Wegwartenwurzel in einer Tasse mit Wasser und lassen den Tee 15 Minuten zugedeckt ziehen. Trinken Sie 3 Tassen pro Tag. Übrigens: Aus der Wurzel der Wegwarte wird in einem speziellen Verfahren Chicorée gezogen – er ist ebenfalls gut für Leber und Galle.
- **Bei Verdauungsproblemen und Völlegefühl:** Viele Kräuter und Gemüse, die Bitterstoffe enthalten, fördern den Gallefluss. Ein Salat aus Löwenzahnblättern, Rucola,

Endivien, Chicorée oder Radicchio regt die Verdauung an, ebenso der bittere Espresso nach dem Essen.

Bachblüte Cerato: selbstverantwortlich handeln

Wer Schwierigkeiten hat, sich zu entscheiden, deshalb stets andere um Rat fragt und sich dann doch fehlleiten lässt und die getroffenen Entscheidungen immer wieder anzweifelt, für den ist Cerato (Bleiwurz) die geeignete Blüte. Sie hilft uns, unseren im Lauf des Lebens angesammelten Erfahrungsschatz auch zu nutzen und in Entscheidungssituationen darauf zuzugreifen. Wir lernen, aus einem tiefen Bewusstsein heraus Entscheidungen zu treffen, die uns wirklich entsprechen, und anschließend auch dabei zu bleiben.

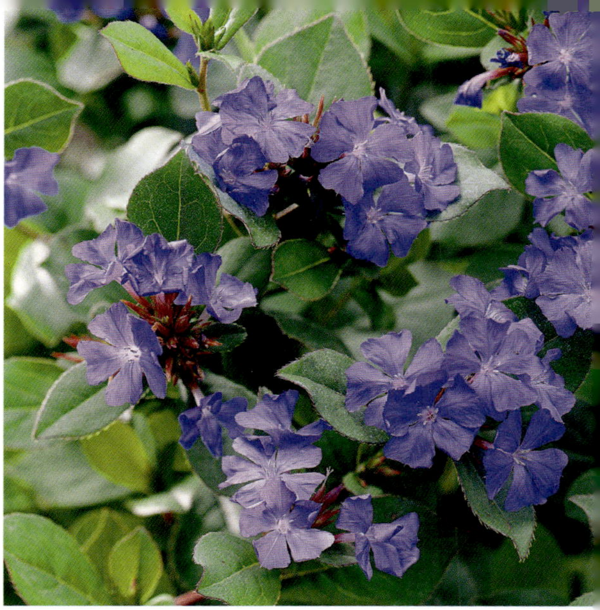

Die Bachblüte Cerato hilft uns, den wirklich zu uns passenden Weg zu gehen.

Was der Galle sonst noch hilft

- **Blockaden lösen:** Unter Stress und Anspannung ziehen wir oft die Schultern nach oben, spannen Gesichts- und Kiefermuskeln an und sitzen völlig steif. Um die Verspannungen aufzulösen, die aus dieser Schutzhaltung resultieren, hilft das Erspüren des eigenen Körpers: Fühlen Sie, welche Muskelgruppen und Körperpartien unter Dauerspannung sind. Spannen Sie genau diese Muskeln bewusst an, halten Sie die Spannung für einige Augenblicke und entspannen Sie die Muskeln dann schlagartig. Wiederholen Sie dies mehrmals. Horchen Sie auch in sich hinein, wie das Entspannen auf Ihre Psyche wirkt.
- **Die Gallenblase anregen:** Legen Sie sich auf den Rücken, stellen Sie die Beine auf und verschränken die Arme hinter dem Kopf. Mit dem Ausatmen drehen Sie den Kopf und die Knie maximal zu einer Seite, lassen aber die Schulterblätter möglichst auf dem Boden. Bleiben Sie einige Atemzüge lang in dieser Position, atmen Sie tief ein und kommen Sie zur Mitte zurück. Wiederholen Sie diese Übung einige Male zu beiden Seiten.
- **Grüne Energie:** Die Farbe Grün unterstützt die Galle und die Leber: Essen Sie viel kräftig grünes Gemüse wie Paprika, Blattsalat und frische Kräuter!

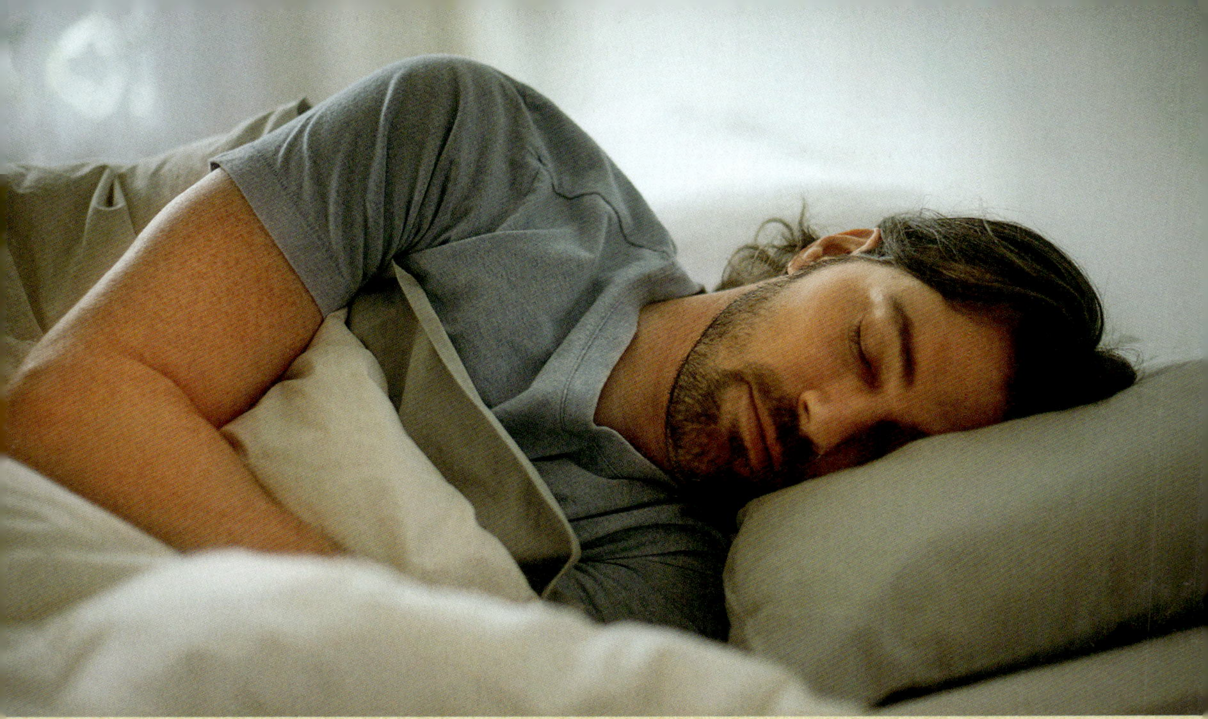

LEBERZEIT (1 BIS 3 UHR): ENTGIFTEN UND LÖSEN

Es ist tiefste Nacht. Im Idealfall schlafen wir fest, während unser Körper regeneriert, umbaut, erneuert und repariert. Die Leber sorgt nach dem Verständnis der chinesischen Medizin dafür, dass alle Funktionen im Körper gleichmäßig, kräftig und ruhig verlaufen. Dies ist sehr wichtig, damit wir den Anforderungen und den Widrigkeiten des Lebens angemessen begegnen können, dass wir flexibel und gleichzeitig kraftvoll sind. Auch für Kreativität, persönliche Entfaltung und Selbstverwirklichung ist die Leber zuständig.

Mit den Energien haushalten

In der chinesischen Medizin heißt es, die Leber sei der »General« unter den Organen. Sie hat das Kommando und garantiert, dass alles richtig läuft und jeder Daseinsaspekt zur richtigen Zeit das nötige Qi bekommt.

Die Energie der Leber lässt uns aktiv und kreativ sein. Wir ergreifen die Initiative, gehen hinaus ins Leben und verändern die Welt. Voller Kraft packen wir die Dinge an und schaffen Neues. Das Alte werfen wir dabei über Bord – manchmal allerdings gar zu leicht, denn das Vergangene ist immer die Grundlage für die Gegenwart und für die Zukunft. Die Leber sorgt dafür, dass wir mit unseren Reserven haushalten. Sie verleiht uns die Fähigkeit, flexibel und anpassungsfähig mit den Ereignissen und auch den Hindernissen des Lebens umzugehen. Im Schlaf wird sie gut durchblutet und baut auch die Giftbelastung des Vortages ab. Das ist eine wichtige Aufgabe, die oft Schwerstarbeit bedeutet. Die Leber hat es verdient, dass wir sie pfleglich behandeln!

Probleme des Lebermeridians: Anspannung

Zeitumstellung, fremde Betten, Wochenende, Verkehrsstau, die alltäglichen Überraschungen, die uns aus dem gewohnten Trott bringen: Reagieren wir schnell mit Ungeduld, ist unsere Leberenergie überlastet. Die gute Aggressivität, die wir zum Vorankommen brauchen, verkehrt sich in selbstzerstörerische Wut. Der dauernde Kampf kann sogar bis zu schweren Erkrankungen wie Bluthochdruck und Herzinfarkt führen. Unsere Muskeln spannen sich an, und wir können etwas bewegen. Danach sollten sie sich aber entspannen dürfen. Dauernde Anspannung führt zu Verspannungen und irgendwann auch dazu, dass die Muskeln und Sehnen anfällig und brüchig werden.
Auf der geistigen Ebene ist es ähnlich: Wenn unsere Aufmerksamkeit wenig dem Dauerhaften gilt, sondern immer der Veränderung, kann sich der Geist nicht entspannen. Ohne Entspannung verliert der Mensch auf Dauer an Elastizität, er verbraucht seine Reserven und kann dann auch nicht mehr zur Nachtruhe finden, weil die überstrapazierten Muskeln zucken und kribbeln.

INFO

DER PARTNERMERIDIAN: DIE DÜNNDARMLEITBAHN

12 Stunden vor und nach der Leberzeit, von 13 bis 15 Uhr, hat der Dünndarmmeridian (▸ **siehe ab Seite 80**) sein energetisches Maximum. Seine Aufgabe ist das Aussortieren des Wertlosen, das jetzt vielleicht als unruhiger Traum die Leber stört. Es kann also auch an einer energetischen Störung dieses Meridians liegen, dass Sie nachts aufwachen. Sie brauchen bei einer Leberstörung nicht unbedingt nachts zur Behandlung aufzustehen, sondern können auch zur Mittagszeit unterstützend eingreifen.

INFO

LEISTUNGSFÄHIG UM JEDEN PREIS

Oft müssen drastisch wirkende schulmedizinische Medikamente helfen, die in unserem Alltag geforderte Leistungsfähigkeit aufrechtzuerhalten: Antibiotika auch bei jedem kleinen Infekt, Schmerzmittel, um die verspannten Schultern nicht zu spüren, Blutdruckmedikamente und Schlafmittel. All das belastet die Leber.

Belastungen, die sich gegen uns selbst richten

Wenn Sie regelmäßig gegen zwei Uhr nachts aufwachen, kann dies ein Hinweis sein, dass Ihre Leber sehr intensiv arbeiten muss. So intensiv, dass Sie im Schlaf gestört werden. Nehmen Sie es zum Anlass, sich Gedanken darüber zu machen, was die Entgiftungsfunktion Ihres Körpers so sehr beanspruchen könnte: Trinken Sie abends zu viel Alkohol? Mussten Sie in letzter Zeit viele Medikamente einnehmen? Belastet Ärger im Büro oder auch sonst in Ihrem Leben die Leber so sehr, dass Sie sich in jeder Nacht mit quälenden Gedanken schlaflos im Bett herumwälzen?

Wenn Anspannung und unterdrückte Wut Sie bis ins Bett oder gar bis in Ihre Träume verfolgen, kann dies auf einer anderen Ebene sogar zu Autoimmunerkrankungen führen. Dabei greift das Immunsystem körpereigene Strukturen an, weil es nicht mehr zwischen »Freund« und »Feind«, zwischen Hilfreichem und Schädlichem unterscheiden kann. So wird in der Forschung diskutiert, ob die multiple Sklerose dazugehört, dabei würde das Immunsystem im zentralen Nervensystem die fetthaltigen Nervenhüllen und in der Folge auch die Nervenfasern selbst zerstören. Mit Gewissheit zählt man die Hashimoto-Thyreoiditis zu den Autoimmunerkrankungen, dabei greift der Körper seine eigene Schilddrüse an. Aus energetischer Sicht richten sich bei diesen Erkrankungen unsere Wut und unsere Aggressionen gegen uns selbst.

Wie wir unsere Leber blockieren

Der Lebermeridian beginnt am Innenrand der Großzehe, verläuft dann an der Innenseite des Unterschenkels bis zu den Genitalien, anschließend über den Unterbauch bis zum seitlichen Rippenbogen. Blockaden auf dieser Leitbahn können sich daher zum Beispiel auch als Probleme der Geschlechtsorgane, Bauchkrämpfe und Druck im Oberbauch zeigen. Durch die dauernde Stauung im Oberbauch kann die blockierte Leber in ihrer Stoffwechselfunktion beeinträchtigt werden. Gerade in dieser Hinsicht muss sie doch auch Besonderes leisten, wenn etwa unregelmäßiges, zu fettes Essen, Alkohol und Genussmittel ihr zu schaffen machen.

INFO

ANZEICHEN FÜR PROBLEME DES LEBERMERIDIANS

Dies sind die häufigsten Symptome bei Problemen der Leber:

- häufiges nächtliches Erwachen in der Zeit zwischen 1 und 3 Uhr
- Bauchkrämpfe und Druckgefühle im Oberbauch
- Muskelzucken und -kribbeln
- Spannungskopfschmerzen und Schwindelgefühle

Aus Sicht der TCM hilft die Stärkung der Leber auch bei:

- Bluthochdruck und Herzenge
- Sehnenscheidenentzündung, Tennisellenbogen sowie Bänderschäden an Knie oder Schulter
- Erektionsstörungen
- Muskelgeschwülsten (Myome) in der Gebärmutter, Endometriose
- Autoimmunerkrankungen (auch die Niere und Milz beachten!)

Auf der psychischen Ebene stehen Leberprobleme in Verbindung mit:

- Ungeduld, Gereiztheit und (unmotivierten) Wutausbrüchen
- ständiger »Wut im Bauch«

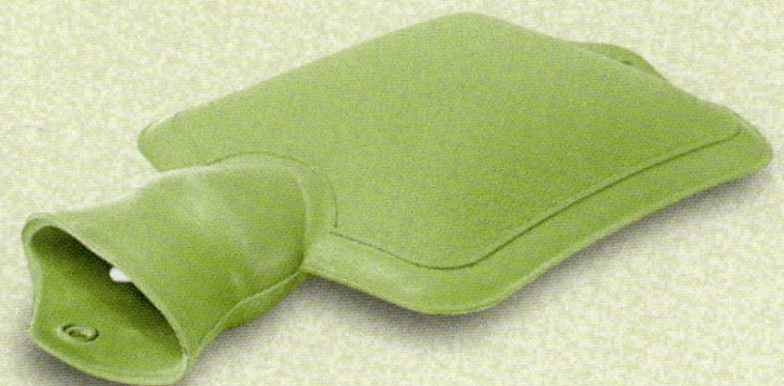

Kreativität und neue Taten

Die wichtigste Unterstützung für die Leber ist Bewegung. Vor allem sanfter Ausdauersport sorgt dafür, dass Körper und Seele sich entspannen, Blockaden sich lösen und Sie sich gleichzeitig kräftigen. Bewegen Sie sich zwei- bis dreimal pro Woche mindestens eine halbe Stunde, etwa indem Sie walken, joggen, zügig spazieren gehen, schwimmen oder Rad fahren. Es zählt dabei nicht die Kilometerleistung oder die Schnelligkeit – Entspannung in Bewegung ist das Ziel.

Mit Wut umgehen

Jede Emotion hat ihre Berechtigung, auch Wut. Nichts ist auf Dauer schädlicher, als sie in sich hineinzufressen. Natürlich sollten Sie niemanden wüst beschimpfen, etwa weil Sie kritisiert wurden. Schlafen Sie lieber eine Nacht darüber und versuchen Sie dann, das Ganze in einem sachlichen Gespräch zu klä-

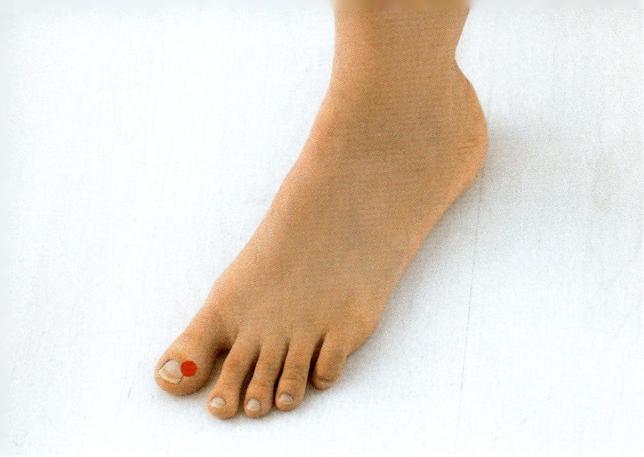

Den Punkt Leber 1 sanft zu beklopfen hilft bei Kopfschmerzen und Schwindelgefühlen.

ren. Da die Leber sich während der Nachtzeit erholt, kann durch die Unterstützung der Leberfunktion die Wut am nächsten Morgen verraucht sein.

Nun folgen weitere Tipps, um Ihre Leber zu unterstützen, Anwendung ▸ **siehe ab Seite 32.**

Akupressurpunkt Leber 1: bei Kopfschmerz und Schwindel

Der Punkt liegt am unteren, inneren Nagelrand der Großzehe. Er ist vor allem sehr wirkungsvoll bei Spannungskopfschmerzen und Schwindelgefühlen. Behandeln Sie den Punkt 3 bis 5 Minuten lang, indem Sie ihn mit dem Fingernagel locker beklopfen.

Azurit-Malachit und Saphir: Regeneration und Vernunft

Der Azurit-Malachit galt bei einigen Indianervölkern als Verbindung zwischen Himmel und Erde. Er bietet Schutz gegen schädliche Energien, ob in Form von Elektrosmog oder übelwollenden Gedanken. Der Stein unterstützt die Leber bei der Blutreinigung und hilft ihr, sich selbst zu regenerieren. Der kornblumenblaue Saphir wurde im alten Griechenland als Stein der Weisheit und Vernunft verehrt. Seine Heilkraft dringt tief in unseren Körper und hilft uns, ausgeglichener zu werden, Zorn verrauchen zu lassen. Er schenkt uns Zielstrebigkeit, bei der wir geradlinig und aufrecht bleiben.

Schüßler-Salz Nr. 2: für die Muskeln

Calcium phosphoricum D6 lindert Spannungskopfschmerzen, Krämpfe, Zucken und Kribbeln, vor allem wenn sie durch Kälte schlimmer werden. Die Nr. 2 passt, wenn Sie

MEIN PERSÖNLICHER TIPP

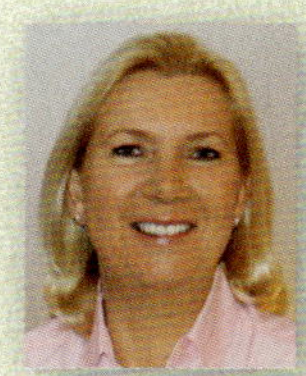

Entschlacken im Frühjahr und Herbst: Verzichten Sie auf Kaffee, Alkohol und Nikotin. Fördern Sie den Leberstoffwechsel mit Frischpflanzensäften (Reformhaus): in 1 Glas Wasser vormittags 1 EL Echinaceasaft, nachmittags 1 EL Brennnesselsaft, vorm Schlafen 1 EL Löwenzahnsaft. Beginnen Sie bei Vollmond und führen Sie die Kur bis Neumond durch.

zu einer gewissen Rücksichtslosigkeit neigen, aus dem Gefühl heraus, selbst stets zu kurz zu kommen.

Homöopathische Leber-Hausapotheke

Versuchen Sie Chelidonium D4, wenn es in der Lebergegend sticht und Sie unter Aufstoßen und Übelkeit leiden. Oft machen sich Schmerzen am unteren Winkel des rechten Schulterblattes, in der Reflexzone der Leber, bemerkbar.

Heilpflanzen: regenerierend, lösend

- **Zur Entgiftung und Regeneration:** Mariendistelsamen helfen dem Organismus, die Leberzellen zu regenerieren. Nehmen Sie die Urtinktur ein oder mischen Sie täglich 1 gehäuften TL gemahlene Samen in Müsli oder Joghurt.
- **Bei Spannung im Oberbauch** hilft eine Teemischung aus 60 g Kamillenblüten, 25 g Kalmuswurzel, 10 g Süßholzwurzel, 5 g Rhabarberwurzel. Köcheln Sie 2 TL davon 15 Minuten in 250 ml Wasser und trinken 2- bis 3-mal pro Tag eine Tasse. Vorsicht, die Mischung wirkt durch die Rhabarberwurzel abführend!

Bachblüte Holly: bei Misstrauen und Eifersucht

Sie fühlen sich häufig gereizt, sind oft unzufrieden und unglücklich? Sie neigen zu Eifersucht und fürchten, hintergangen zu werden? Gleichzeitig sind Sie leicht beleidigt und schnell gekränkt, und Neid ist Ihr Begleiter, der bis zu Hass, Verbitterung, Schadenfreude und Rachsucht führt? Die Blüte ist gefragt, wenn wir gereizt den Stachel ausfahren, sie hilft dabei, Jähzorn, Misstrauen und Aggressivität zu bändigen. Das Mittel hilft auch Kindern in Trotzphasen.

Was der Leber sonst noch hilft

- **Leberwickel für den Stoffwechsel:** Eine Wärmflasche mit mäßig heißem Wasser flach füllen und in ein in Wasser getränktes und danach ausgewrungenes Leinentuch wickeln. Auf dem Rücken liegend die Wärmflasche direkt auf der Haut auf den Leberbereich legen, unterhalb des rechten Rippenbogens. Ein Badetuch gefaltet auf den Wickel legen, gut zudecken. Ruhen Sie 1 Stunde lang.

Die Samen der wohlbekannten Mariendistel wirken wie ein Jungbrunnen auf die Leber.

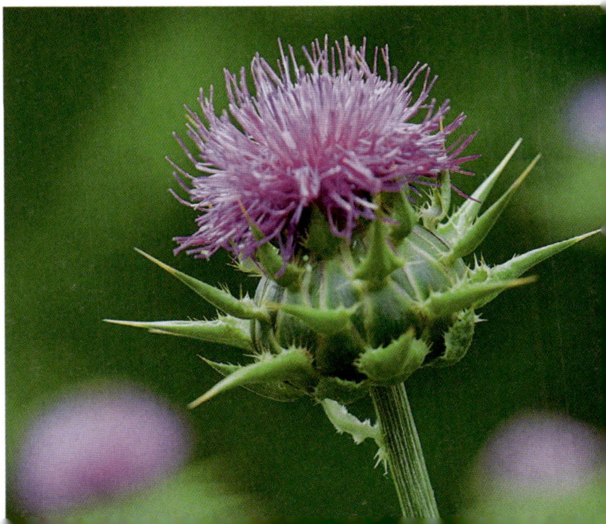

Bücher, die weiterhelfen

Weitere Bücher aus dem GRÄFE UND UNZER VERLAG

Dahlke, R.
Peace Food

Daiker, I.
Gelassen wie ein Buddha (Tischaufsteller)

Engelbrecht, S.
Lass los, was Dir Sorgen macht

Engelbrecht, S.
Schalt die Welt auf Pause

Grünwald, J.; Jänicke, Ch.
Grüne Apotheke

Hainbuch, F.
Progressive Muskelentspannung (Buch mit CD)

Heepen, G. H.
Die sanften Drei der Naturheilkunde

Heepen, G. H.
Schüßler-Salze

Heepen, G. H.
Schüßler-Salze für Kinder

Hoffmann, U.
Mini-Meditationen

Kessler, N; Kührt, C.
Jin Shin Jyutsu. Schnelle Selbsthilfe durch Heilströmen

Kittler, M.
Vollwert vom Feinsten

Li, Ch.
Chinesische Medizin für den Alltag (E-Book)

Lutzenberger, A.
Mondkalender

Mannschatz, M.
Buddhas Anleitung zum Glücklichsein

Mertens, W., Oberlack, H.
Qigong (Buch mit CD)

Noll, A., Hemm, D.
Organbalance. Körper und Seele im Einklang mit den 5 Elementen

Rampe, M.
Buddha für Pragmatiker

Reichelt, K.; Sommer, S.
Die magische 11 der Homöopathie

Sator, G.
Feng Shui

Schaenzler, N.; Koppenwallner, Ch.
Leber und Galle reinigen und revitalisieren

Schmidt, S.
Bach-Blüten

Siewert, A. M.
Pflanzliche Antibiotika

Siewert, A. M.
Natürliche Psychopharmaka

Stumpf, W.
Homöopathie (Der große GU-Ratgeber)

Stumpf, W
Homöopathie für Kinder

Trökes, A.
Yoga. Mehr Energie und Ruhe (Buch mit CD)

Trökes, A.
Detox mit Yoga (Buch mit CD)

Wagner, Dr. F.
Akupressur
und
Reflexzonenmassage

Wiesenauer, Dr. med. M.
Maxi-Quickfinder Homöopathie

Wu, L.; Lauer, N.
Praxisbuch Energiemedizin

Bücher aus anderen Verlagen

Kalbermatten, R. und H.
Pflanzliche Urtinkturen
AT Verlag

Gutzmann, G.
Das große Lexikon der Heilsteine, Düfte und Kräuter
Methusalem Verlag

Wildman, F.
Feldenkrais: Übungen für jeden Tag
Fischer

Noll, A.
Kinderwunsch-Ratgeber
Müller & Steinicke

Noll, A.
Ratgeber TCM
Müller & Steinicke

Noll, A.; Ziegler, B.
TCM für 50+
Müller & Steinicke

Noll, A.; Lorenzen, U.
Die Wandlungsphasen der traditionellen chinesischen Medizin
Müller & Steinicke

Weidinger, G.
Die Heilung der Mitte
Ennsthaler

Adressen, die weiterhelfen

www.praxis-hemm.de
Homepage der Autorin

www.praxis-noll.de
Homepage des Autors

www.organclock.de
Website zum Buch

www.heilpraktikermuenchen.de
Eine Website der Autoren für Fragen und Antworten (Heilpraktikerforum)

www.schuetzenapotheke.com

www.zietenapotheke.de
Unter diesen beiden Adressen können Sie naturheilkundliche Arzneimittel und chinesische Kräuter bestellen.

www.qigong-gesellschaft.de

www.qigonggesellschaft.at

www.qigongkurse.ch
Unter diesen Webadressen finden Sie einen erfahrenen Qigong-Lehrer in Ihrer Nähe, mit dessen Hilfe Sie zu Entspannung und innerer Ruhe finden.

www.yoga.de

www.yoga.at

www.swissyoga.ch
Über die Berufsverbände finden Sie einen qualifizierten Yogalehrer in Ihrer Nähe.

www.medchin.at / service / aerztefinder/
TCM-Ärzte in Österreich finden

http://lexikon.astronomie.info / zeitgleichung/
Bestimmung der genauen lokalen Zeit, die je nach genauer Breite von der Mitteleuropäischen Zeit abweicht. So können Sie Beschwerden noch exakter zuordnen und zielgenauer behandeln.

Arbeitsgemeinschaft für klassische Akupunktur und TCM e. V.
Wisbacher Straße 1,
83435 Bad Reichenhall
www.agtcm.de
Viele Infos zu Akupunktur und TCM sowie zu Therapeuten in Ihrer Nähe.

Schweizerische Berufsorganisation für TCM
Alfred Lienhard Strasse 1,
CH-9113 Degersheim
www.sbo-tcm.ch
TCM-Therapeuten in der Schweiz.

Sachregister

Impressum

Projektleitung: Barbara Fellenberg (Neuausgabe), Reinhard Brendli (Erstausgabe)
Lektorat: Barbara Kohl
Bildredaktion: Henrike Schechter
Umschlaggestaltung und Layout: independent Medien-Design, Horst Moser, München
Herstellung: Martina Koralewska
Satz: Kösel, Krugzell
Reproduktion: Repro Ludwig, Zell am See
Druck und Bindung: Schreckhase, Spangenberg
Printed in Germany

ISBN 978-3-8338-4412-6
2. Auflage 2016

Die GU-Homepage finden Sie unter www.gu.de

GRÄFE UND UNZER
Ein Unternehmen der
GANSKE VERLAGSGRUPPE

Bildnachweis

Cover: Ling Karrei
Weitere Fotos: akg Images: S. 23; Corbis: S. 46, 56, 86; F1Online: S. 8, 18, 74; Flora Press: S. 115; Fotolia: S. 35; Getty Images: S. 116; GU-Archiv: (Claudia Lieb) S. 45, (Ingrid Schobel) S. 15; (Nicolas Olonetzky) S. 37, 52, 60, 66, 72, 77, 83, 89, 95, 101, 107, 108, 113, 120 o., (Johannes Rodach) S. 61; istockphoto: S. 5, 78, Innenkl. hinten, Außenkl. hinten; Jumpfoto: S. 32, 2 u. 42, U4 o.; Juniors Bildarchiv: S. 97; Kramp & Gölling: S. 38; Lavendelfoto: U4 u.; Mauritius Images: S. 40, 44, 48, 104, 121; Plainpicture: S. 62, 68, 92, 98, 110; Prisma: S. 102; Shutterstock: S. 6, 12, 24, 26, 51, 71, 84, 85, 88, 91, 119, Außenkl. vorn, Innenkl. vorn; StockFood / ETSA: S. 30; Stocksy: S. 80
Syndication: www.jalag-syndication.de

Wichtiger Hinweis

Die Gedanken, Methoden und Anregungen in diesem Buch stellen die Meinung bzw. Erfahrung der Verfasser dar. Sie wurden von den Autoren nach bestem Wissen erstellt und mit größtmöglicher Sorgfalt geprüft. Sie bieten jedoch keinen Ersatz für persönlichen kompetenten medizinischen Rat. Jede Leserin, jeder Leser ist für das eigene Tun und Lassen weiterhin selbst verantwortlich. Weder Autoren noch Verlag können für eventuelle Nachteile oder Schäden, die aus den im Buch gegebenen praktischen Hinweisen resultieren, eine Haftung übernehmen.

Umwelthinweis

Dieses Buch wurde auf PEFC-zertifiziertem Papier aus nachhaltiger Waldwirtschaft gedruckt.

QUALITÄTS GU GARANTIE

Liebe Leserin, lieber Leser,

haben wir Ihre Erwartungen erfüllt? Sind Sie mit diesem Buch zufrieden? Haben Sie weitere Fragen zu diesem Thema? Wir freuen uns auf Ihre Rückmeldung, auf Lob, Kritik und Anregungen, damit wir für Sie immer besser werden können.

GRÄFE UND UNZER Verlag
Leserservice
Postfach 86 03 13
81630 München
E-Mail:
leserservice@graefe-und-unzer.de

Telefon: 00800 / 72 37 33 33*
Telefax: 00800 / 50 12 05 44*
Mo–Do: 9.00 – 17.00 Uhr
Fr: 9.00 – 16.00 Uhr
(gebührenfrei in D, A, CH)*

Ihr GRÄFE UND UNZER Verlag
Der erste Ratgeberverlag – seit 1722.

www.facebook.com/gu.verlag

Mehr Energie, mehr Wohlbefinden!

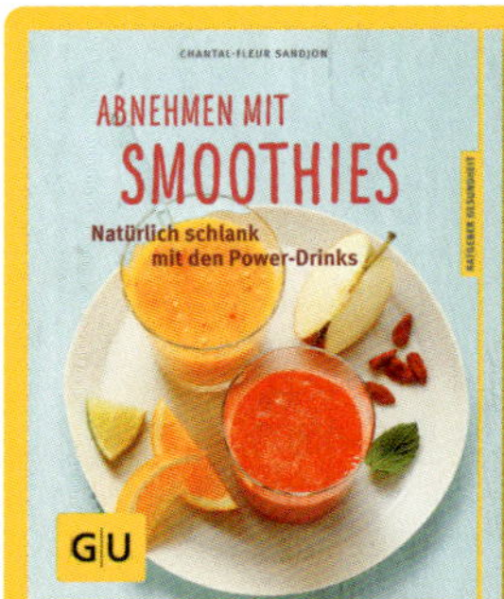

ISBN 978-3-8338-3684-8

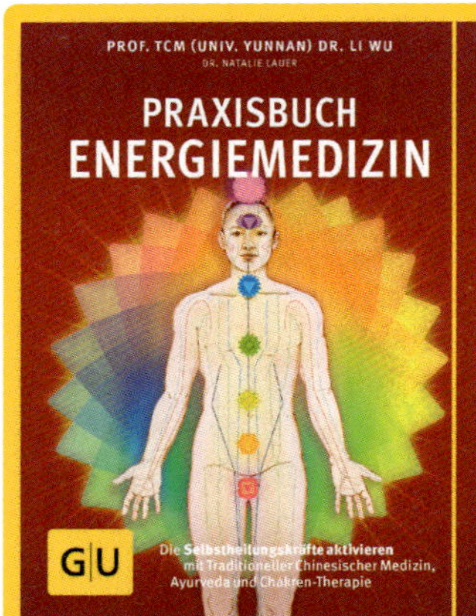

ISBN 978-3-8338-4322-8

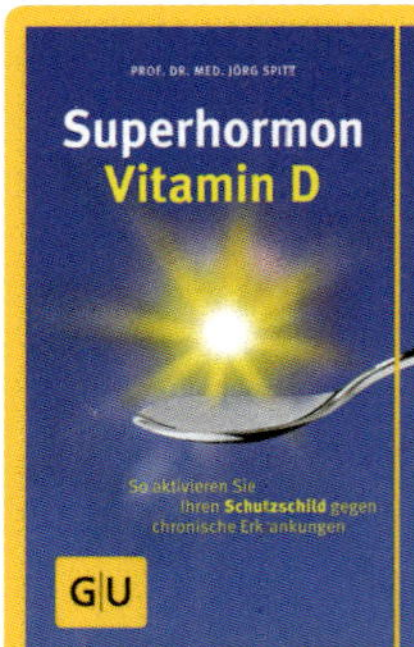

ISBN 978-3-8338-2272-8

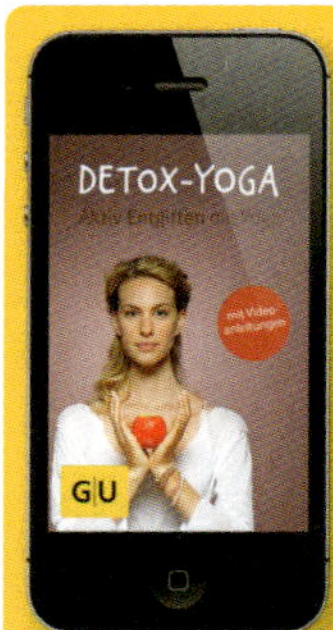

Laden im App Store

ANDROID APP BEI Google play

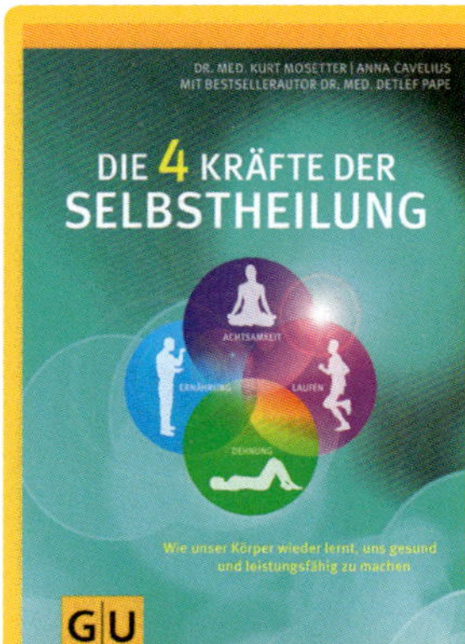

ISBN 978-3-8338-2505-7

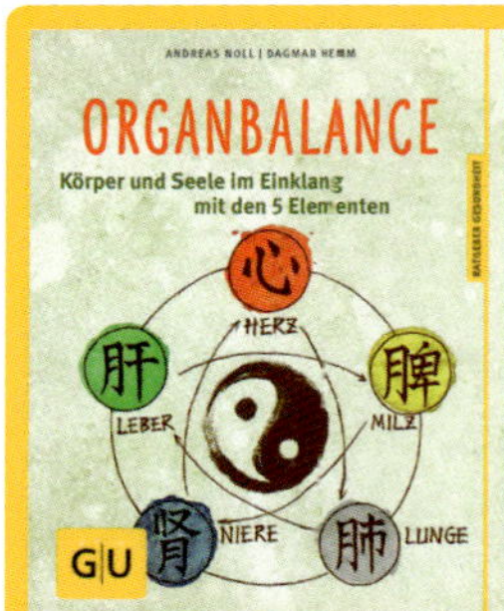

ISBN 978-3-8338-3811-8

Alle hier vorgestellten Bücher sind auch als eBook erhältlich.

G|U

Willkommen im Leben.

Mehr von GU auf **www.gu.de** und

facebook.com/gu.verlag